Kriminaltherapie heute

Kriminaltherapie heute

Forschungsberichte zur Behandlung von Delinquenten und Drogengeschädigten

Herausgegeben von

HEINZ MÜLLER-DIETZ

Walter de Gruyter · Berlin · New York 1974

ISBN 3 11 004575 3

Printed in Germany.

Satz und Druck: Saladruck, 1 Berlin 36.

Vorwort

Seit 1964 veranstalten die kriminologischen Institute der südwestdeutschen Universitäten Kolloquien, die dem Erfahrungs- und Meinungsaustausch auf dem Gebiet kriminologischer Forschung und Lehre dienen. Diese informellen Zusammenkünfte, über die regelmäßig in kriminologischen und juristischen Fachzeitschriften berichtet wird, stehen im Zeichen eines bestimmten aktuellen Leitthemas. So bildete das Thema der Behandlung des Straftäters, insbesondere im Rahmen des Strafvollzuges, den Mittelpunkt des 8. Kolloquiums, das am 24. und 25. Juni 1972 in der Europäischen Akademie in Otzenhausen (Saar) stattfand. Nicht zuletzt im Hinblick auf die Bestrebungen, den Gedanken der Kriminaltherapie und der Rückfallprophylaxe innerhalb des materiellen Strafrechts und der Vollzugspraxis mehr als bisher Geltung zu verschaffen, war die Wahl auf jenen Gegenstand gefallen. Weiter war für die Entscheidung maßgebend, daß die Frage nach geeigneten und wirksamen Behandlungsmethoden immer wieder in einschlägigen Forschungsprojekten und therapeutischen Ansätzen der Praxis auftritt. Beispielhaft hierfür erscheint die nicht abreißende Diskussion über Ausgestaltung, Anwendungsmöglichkeiten und Wirksamkeit der Sozialtherapie. Hierbei geht es einmal darum, ob und inwieweit im heutigen Strafrechtssystem Raum für die Verwirklichung therapeutischer Vorstellungen ist. Zugleich markieren aber solche Untersuchungen und Bemühungen auch die Grenzen gegenwärtiger kriminaltherapeutischer Erkenntnis.

Die theoretische und praktische Bedeutung dieser Probleme gab den Anstoß dazu, die Referate, die im Rahmen des 8. Kolloquiums gehalten wurden, in Form eines Sammelbandes zu veröffentlichen. Es handelt sich hierbei um Forschungsberichte, die sich mit allgemeinen Therapiekonzepten, wie etwa der Sozialtherapie (in Form der Verhaltenstherapie), und der Anwendung täterspezifischer Behandlungsmethoden auf bestimmte Gruppen von Delinquenten, wie Sexualdelinquenten und Drogengeschädigte, befassen. Gegenstand des ersten Referats *(Schmitt)* sind gegenwärtige Praxis der Sozialtherapie in der Bundesrepublik sowie Theorie und Praxis der Verhaltenstherapie, wie sie derzeit vor allem in der Sozialtherapeutischen Abteilung in Ludwigshafen erprobt wird. Das zweite Referat *(Horn)* befaßt sich mit den operativen und medikamentösen Verfahren, die heute bei der Behandlung von Sexualdelinquenten angewendet werden. In einem weiteren Referat *(Jung)* werden staatliche Reaktionsmechanismen und bisher entwickelte Therapiekonzepte bei Rauschmittelgeschädigten miteinander konfrontiert. Daran schließt thematisch das letzte Referat *(Kühne)* an, das an Hand der Saarbrücker Drogenszene die Motivationsverläufe bei Drogengeschädigten analysiert. Den Schlußteil des Sammelbandes bildet ein an Hand neuerer amerikanischer Forschungsergebnisse erstellter Überblick über die wichtigsten Fragen des Drogengebrauchs *(Kühne/Jung)*.

Die Referate sind für den Zweck der Veröffentlichung nochmals überarbeitet, insbesondere erweitert worden. Der Herausgeber dankt den Verfassern, daß sie sich dieser Mühe unterzogen und dadurch die Herausgabe des Sammelbandes ermöglicht haben.

Saarbrücken, im März 1973 *Heinz Müller-Dietz*

Inhaltsverzeichnis

Kurzfassung der Referate

1. SCHMITT, GÜNTHER:
   Theorie und Praxis der Sozialtherapie im Strafvollzug, insbesondere der Verhaltenstherapie

Verf. gibt zunächst einen Überblick über die gegenwärtige Praxis der Sozialtherapie in der BRD am Beispiel der sozialtherapeutischen Abteilungen bzw. Anstalten auf dem Hohenasperg, in Berlin, Düren, Erlangen, Hamburg und Ludwigshafen. In einem zweiten Teil geht er näher auf die in Ludwigshafen vornehmlich praktizierte Verhaltenstherapie ein. Er beschreibt den theoretischen Ansatz dieser Therapieform und schließt mit einer Darstellung des in Ludwigshafen angewandten Konzepts, das auf einer die Symptome und die Umweltbedingungen reflektierenden Verhaltensanalyse basiert und bei dem der Therapieplan einer laufenden Kontrolle unterzogen wird.

2. HORN, HANS-JÜRGEN
   Die Behandlung des Sexualdelinquenten (unter besonderer Berücksichtigung der somatischen Behandlungsmethoden)

Verf. informiert über die vorhandenen somatischen Behandlungsmethoden bei Sexualdelinquenten. Er unterscheidet zwischen den reversiblen (Antiandrogenbehandlung, Oestrogengaben) und den irreversiblen Verfahren (chirurgische Kastration, stereotaktische Hypothalamotomie). Auf der Grundlage einer umfassenden Darstellung der jeweiligen Vor- und Nachteile dieser Verfahren arbeitet der Verf. Grundsätze für die Indikation im Einzelfall heraus. Hier stellt er auf Behandlungsbedürftigkeit und Behandlungswillen ab und fordert eine eingehende Motivationsanalyse, für die er Orientierungshilfen gibt.

3. JUNG, HEIKE HANS
   Staatliche Reaktionsmechanismen und Therapiekonzepte bei Drogengeschädigten — ein unauflösbarer Konflikt?

Verf. legt das Schwergewicht auf die Konfrontation staatlicher Reaktionsmechanismen mit den vorhandenen Therapiekonzepten bei Rauschgiftgeschädigten. Dazu gibt er einen Überblick über die strafrechtlichen, unterbringungsrechtlichen und die sonstigen staatlichen Reaktionen auf Rauschmittelgebrauch. Dem stellt er die gängigen therapeutischen Konzepte, nämlich den physischen Entzug, die verschiedenen Spielarten der Motivationstherapie und die Methadon- und Cyclazocinebehandlung gegenüber. Mit dieser Gegenüberstellung zeigt der Verf. die totale Unwirksamkeit der bisherigen staatlichen Reaktionen auf. Er fordert daher eine weitere Entkriminalisierung des Konsumenten, eine Verschiebung des Akzentes in Richtung auf Hilfen für psychisch Kranke und ein „Desengagement" des Staates bei gleichzeitiger Stimulierung gesellschaftlicher Selbstregulationsmechanismen.

4. Kühne, Hans Heiner
Motivationsverläufe bei Drogengeschädigten

Mittels längerer Teilnahme am Leben der Angehörigen der Saarbrücker Drogenszene erlangt der Verf. die Voraussetzungen für eine Datensammlung, bei welcher die für Fragebogenaktionen oder klinische Untersuchungen typischen Validitäts- und Repräsentativitätsprobleme vermieden werden.

Es werden Daten über sozialen Umkreis, Persönlichkeitsfaktoren und Werthaltungen der User ermittelt.

Die Studie erfaßt von den zur Untersuchungszeit etwa 100 Personen, die als Kern der Drogenszene beschrieben werden, je nach Befragungsgegenstand differierend zwischen 93 und 38 Probanden.

Theorie und Praxis der Sozialtherapie im Strafvollzug, insbesondere der Verhaltenstherapie

GÜNTHER SCHMITT

In den letzten Monaten habe ich mich in jeder der zur Zeit bestehenden sozialtherapeutischen Anstalten der Bundesrepublik einige Tage lang aufgehalten. Gleichwohl kann ich weder über die Theorie noch über die Praxis der Sozialtherapie umfassend und ausführlich berichten, da zwischen den einzelnen Anstalten sehr große Unterschiede bestehen und da die Sozialtherapie sich noch weitgehend im Stadium der Erprobung befindet. Die bisherigen Erfahrungen mit Sozialtherapie sind noch zu kurz; die Zahl der Fälle reicht noch nicht aus, um ein repräsentatives Bild gewinnen und entwerfen zu können.

Um dies zu verdeutlichen, lege ich in den Tabellen 1—10 eine Synopsis der sozialtherapeutischen Einrichtungen im Bundesgebiet vor. Zu den einzelnen Problembereichen und den Unterschieden zwischen den einzelnen sozialtherapeutischen Anstalten Stellung zu nehmen, würde den Rahmen dieses Artikels sprengen.

Daher beschränke ich mich darauf, im 2. Teil die in der Sozialtherapeutischen Abteilung Ludwigshafen durchgeführte Sozialtherapie auf verhaltenstherapeutischer Basis an einem Beispiel zu verdeutlichen.

Tabelle 1
PROBLEMBEREICH: Personalbesetzung

	Pbn	Beamten	Psychologen	Ärzte	Sozialarb.	Juristen	Lehrer
ASPERG	35	8	3	2	1½	—	—
BERLIN	60	20	7	1½	—	—	—
DÜREN	33	20	2	1	3	1	—
ERLANGEN	35	20	2	—	1	1	1
HAMBURG	34	26	1	3	1	—	—
LUDWIGSHAFEN	12	6	2	1	1	—	1

Tabelle 2
PROBLEMBEREICH: Standort und bauliche Verhältnisse

	Standort	Eröffnung d. Anstalt	ehemaliger Zweck d. Baues	Planungszeit	Standort
ASPERG	in der Nähe einer Kleinstadt	1. 7. 1969 seit 1954: psychoth. Arbeit seit 1964: psychoth. Abt.	Vollzugskrankenhaus	1954—69	im Vollzugskrankenhaus Hohenasperg
BERLIN	Stadtmitte Großstadt	19. 1. 1970	JVA	4 Wochen	in der JVA Tegel
DÜREN	Stadtmitte Mittelstadt	29. 4. 1971	Gerichtsgefängnis	18 Monate	Einzelanstalt
ERLANGEN	Stadtmitte Mittelstadt	1. 6. 1972	Gerichtsgefängnis	ca. 1 Jahr	Einzelanstalt
HAMBURG	Vorort Großstadt	1. 4. 1969	Gerichtsgefängnis	18 Monate	Einzelanstalt
LUDWIGSHAFEN	Stadtmitte Großstadt	1. 2. 1972	U.-Haftanstalt	12 Monate	in der U.-Haftanstalt Ludwigshafen

Tabelle 3
PROBLEMBEREICH: Organisationsform und Struktur der Anstalt

	Leitung der Anstalt (bzw. Abt.)	Konferenzen	Bekleidung der Beamten	Bekleidung der Pbn
ASPERG	Doppelbesetzung: Vollzugsleiter f. das gesamte Krankenhaus (einschl. Sozialth.); Vertretung nach außen Vollzugsleiter. Abt. untersteht i. therapeutischen Fragen d. ärztl. Leiter	2 × wöchentl. Teambesprechung, dabei 1 × in Anwesenheit v. Vertretern d. Pbn., die 2. Besprechung ist Falldiskussionen vorbehalten	Uniform	Uniform
BERLIN	Arzt; Vertreter: Psychologe	wöchentl. 1 ×: 1. Vollversammlung 2. Gruppenbeirat d. Pbn. 3. Team d. th. Mitarbeiter tägl. Dienstbespr. (Team u. Beamte) Fachbereichsrat 1 × wöchentl.	Uniform	Zivil im Abteilungsbereich
DÜREN	1 juristischer Leiter, 1 ärztlicher Leiter beigeordnet	tägl. Personalkonferenzen (Beamte u. Therapeuten, 1 × wöchentl. Fachkonferenz, 1 × wöchentl. Gesamtkonferenz (mit Abgeordneten d. Insassen), 1 × mtl. Plenum aller Hausangehörigen	Zivil	Zivil
ERLANGEN	Abt.-Leiter Jurist (JVA Nürnberg) und der therapeutische Leiter (Psychologe), kollegial gleichberechtigt	tägl. Personalkonferenz, 1 × wöchentl. mit Gruppensprechern d. Insassen. Nach Bedarf (mindestens 1 × mtl.) große Besprechung aller Bediensteten	Uniform	Anstaltskleidung
HAMBURG	Vollzugsleiter ärztlicher Leiter	Therapiekonferenz 1 × wöchentl. Vollkonferenz aller Mitarb. 3 × wöchentl. Vollversammlung d. Hausgemeinschaft 1 × mtl.	Uniform	Zivil
LUDWIGS-HAFEN	Teamentscheidungen in allen therapeutischen Fragen Anstaltsleiter Psychologe als Sprecher des Teams	wöchentl. 1 × Verwaltungskonferenz (alle Mitarbeiter), Gesamtkonferenz (Pbn. u. Mitarb.). 2 × wöchentl. Therapiekonferenz	Zivil	Zivil/Abteilungsbereich

Tabelle 4
PROBLEMBEREICH: Auswahl der Insassen

	nach Kriterien des § 65 2. StrRG	Alter	Ausschließungsgründe	Strafrest
ASPERG	am § 65 orientiert, aber nicht festgelegt	bis 40 J.	gründe IQ < 90, Hirnschädigung	12—36 Monate
BERLIN	nicht nach Kriterien des § 65	bis 35 J.	IQ unwichtig, offensichtlich schwerwiegende psychiatrische Defekte	12—18 Monate
DÜREN	§ 65, 1 u. 2 StRG	25—35 J.	IQ < 80, Alkoholiker, Süchtige, Hirnschädigungen, Epilepsie, Psychoseverdacht	12—18 Monate
ERLANGEN	am § 65 grob orientiert, Kriterien weitgehend von Berlin übernommen	bis 50 J.	IQ < 90; hirnorgan. Schädigungen, bzw. schwerwiegende krankhafte Persönlichkeitsstör. i. Sinne d. Psychiatrie; echte sexuelle Perversionen (nur vorerst)	mindestens 1 Jahr; höchstens 18 Monate, dann muß theoretisch bedingte Entlassung n. § 26 II StGB mögl. sein
HAMBURG	Aufnahme, wenn 1. akute Symptomatik 2. Leidensdruck 3. schw. Persönlichkeitsstör. 4. Notwendigkeit der Entlastung des Vollz.	bis 50 J.	Eindruck, daß keine Behandlung möglich	12—36 Monate
LUDWIGSHAFEN	§ 65, 1 u. 2	bis 50 J.	—	6—36 Monate

Tabelle 5
PROBLEMBEREICH: Therapie

	Methode	Einzeltherapie	Gruppentherapie	somatische Behandlung	chirurgische Kastration	Therapie
ASPERG	Analytische Psychoth. Sensitivity Training	keine	hauptsächl. Gruppenpsychotherapie (analyt.) 2—3 × wöchentl. 1—3 Stunden	Antiandrogene bei Sex.-Delinquenten (bisher 110 Pb)	seit 1965 ü. 50 Kastrationen n. Antiandrogenbhdlg. Anschl. 6 Mon. psychol. Nachbetreuung	in der Freizeit
BERLIN	Analyt. Psychoth. Nichtdirektive Therapie, VT, social case work. Sensitivity Train.	jeder Pb in Einzel- u. Gruppentherapie		1 Pb Antiandrogene	—	1. Einzelth. i. d. Arbeitszeit 2. i. d. Freiz. Gruppentherapie 12—18 Mon.
DÜREN	Gesprächspsychoth. (nondirectiv)	nur in Ausnahmefällen	fast ausschließl. Gruppentherapie	gelegentl. sedierende Medikamente, z. Z. keine Verwend. v. Antiandrogenen	—	außerhalb der Arbeitszeit
ERLANGEN	Gesprächspsychotherapie in Anlehnung an Rogers	jeder Pb 1 × wöchentl. 1 Stunde	1 × wöchentl. Wohngruppe (21 Pb) 2 × wöchentl. Kleingruppe (7 Pb)	keine — gelegentl. sedierende Medikamente (Vertragsarzt)	—	Einzelth. i. d. Arbeitsz. Gruppentherapie i. d. Freiz.
HAMBURG	Gesprächstherapie Gruppenarbeit	Psychiater: hauptsächlich Einzeltherapie Psychologen: Einzel- u. Gruppentherapie		Antiandrogenbehandlung Dauer: 1 J. (bisher 13 Pbn)	in Eppendorf: ja anschl. 6 Mon. Nachbetreuung v. Entlassung (bisher 14 Pbn)	zum größten Teil in der Freizeit
LUGWIGS-HAFEN	VT	2 × 60 min. Einzelth. wöchentl. pro Pb	2 × 90 min. wöchentl.	bislang keine sedierenden Medikamente oder Antiandrogene	—	i. d. Arb. Zeit Therapie wird entspr. d. Leistung i. d. Arbeitszeit bezahlt

Tabelle 6
PROBLEMBEREICH: Außenkontakt der Pbn

	Besuchs-frequenz	Besuchsdauer	Besuchs-überwachung	Leibesvisitation n. Bes.	Mitbringsel erlaubt?	Kontakt Therapeut-Besuch?	Urlaub
ASPERG	wie Normal-vollzug	30 Min.	durch anwesende Beamte o. Therapeuten	nein	Obst	ja	Regelurlaub
BERLIN	Samstag u. Sonntag Gemein-schaftssprechst. bis 7 Pb gleichz. 14täg. Einzelspr.	90 Min. 60 Min.	optisch gelockerte Überwachung	Leibesvisitation vor dem Besuch bei allen Besuchern	nein, bis zu 15,— DM mtl. an Anstalt einzuzahlen	ja im Bedarfs-falle	1. Tagesausg. 2. R 2 × 5 Tg. 3. th. Strafunter-br. auf Antrag
DÜREN	pro Besucher-person 1 × wöchentl.	2 Std. mit Ver-längerungs-möglichkeit	dauernd optisch	nein	Kleidung ja	ja	d. Th. 7 Tg. wie im Regelvollzug
ER-LANGEN	wie Normal-vollzug, jedoch viel Verlänge-rung u. Extrabes.	30 Min. Verlängerung n. Bedarf	lose optisch	nur bei begrün-detem Verdacht	Mitbringsel wie Normalvollzug	Kontakt nach Bedarf	Urlaub vorerst wie Normalvollz.
HAMBURG	14tägig	1 Std.	keine	Leibesvisitation der Insassen	nein	häufig	f. alle Pbn alle 6 Woche Freitag-abend bis Sonntagabend
LUDWIGS-HAFEN	unbeschränkt	unbeschränkt	wird vom Therapeuten im Einzelfall entschieden	nein	2 Päckchen Zigaretten 1 kg Obst	regelmäßig	wie Normalvollz.

Tabelle 7
PROBLEMBEREICH: Zensur

	Telefonate	Briefzensur der Eingänge und Ausgänge
ASPERG	nach Genehmigung des Vollzugsleiters	ja, durch Aufsichtsbeamte
BERLIN	nur durch zuhören	durch Gruppenbetreuer in Gegenwart des Pbn, wenn es gewünscht wird, sonst Kontrolle durch Therapeuten. Inhaltskontrolle nur in Stichproben.
DÜREN	Mithörkontrolle	durch Sozialarbeiter. Keine inhaltliche Kontrolle, nur Überprüfung auf unerlaubten Inhalt.
ERLANGEN	bei Bedarf Mithörkontrolle	ja, durch Stationsbeamte
HAMBURG	unüberwacht	Stichproben
LUDWIGSHAFEN	Mithörkontrolle	Stichproben durch Sozialarbeiter

Tabelle 8
PROBLEMBEREICH: Arbeit

	Arbeitspflicht	Arbeitsart	Freigänger	Außenarbeit
ASPERG	Arbeitspflicht	einfache Montagetätigkeit in Anstaltswerkstätten; mindestens 6 Mon. vor Außenarb. o. Freigänger (Arb. zusammen mit Strgfg.)	ja etwa für 3 Mon. zur Entlassungsvorbereitung	ja für etwa 3 Mon.
BERLIN	Arbeitspflicht	Arbeit in den Werkbetrieben der JVA Tegel (zusammen mit Strafgefangenen)	nein (in der Planung)	nein
DÜREN	Arbeitspflicht	Produktionsbetrieb mit einfacher industrieller Handarb., Ausbildungsbetrieb im Metallhandwerk 15 Mon.	nein	nein
ERLANGEN	Arbeitspflicht	vorerst nur einfache Montagearb. in d. Anstalt, Außenarb. etwa ab Okt. geplant	von der Aufsichtsbehörde grundsätzlich abgelehnt	ja, mit sehr gelockerter Aufsicht (2 × tägl. Visite durch Beamte in Zivil)
HAMBURG	Arbeitspflicht	Sortier-, Montage-, Schleif-, Verpackungsarbeiten	6 Mon. vor d. Entlassung jeweils 6 Gef.	4 Pbn
LUDWIGSHAFEN	Arbeitspflicht	Montage von Beleuchtungskörpern (4 verschiedene Arbeitsgänge)	nein	nein

Tabelle 9
PROBLEMBEREICH: Freizeitgestaltung

	Anzahl d. Abt.	Belegung pro Abt.	Unterbringung	Gemeinschaftsr.	Fernsehen	Zellen geöffnet	Freizeitgruppen
ASPERG	1	35	Gemeinschaftszellen je 6 Betten	2 für alle Insassen zusammen	3 × wöchentl., davon 2 × nach eigener Wahl u. 1 × nach Ausw. von Sozialarb.	6.30 h bis 19.30 h	4
BERLIN	2	30	nur Einzelzellen	1 pro Abt.	tägl. v. 16.30 h bis 22.30 h	6.30 h bis 23.00 h	nach eigener Initiative der Pbn.
DÜREN	3	11	nur Einzelzellen	2 pro Abt.	tägl. bis Einschluß gegen 22.30 h	6.30 h bis Einschluß	nach eigener Initiative der Pbn.
ERLANGEN	2	21/14	2 Gemeinschaftsz. im übrigen Einzelzellen	2 pro Abt. dazu 1 Bastelraum, 1 Trimmr. 1 Diskussionsraum	tägl. bis 22.00 h	6.00 h bis 22.00 h	—
HAMBURG	1 Abt. f. internen Vollz. 1 Abt. f. Freig. u. Übergangsvollz.	34	Einzelzellen	3 f. alle Abt.	17.00 h bis 22.00 h am Wochenende bis 0.00 h	6.00 h bis 22.00 h	3
LUDWIGSHAFEN	1	12	nur Einzelzellen	2	18.00 h bis 22.00 h n. freier Wahl (Rundfunkausschuß)	6.00 h bis 22.00 h	1 Gesprächsgruppe

Tabelle 10
PROBLEMBEREICH: Nachbetreuung

ASPERG	Nachbetreuung durch sozialtherapeutisches Zentrum in Stuttgart
BERLIN	Nachbetreuung durch Außenzentrum in der Stadt: Sozialtherapeutisches Außenzentrum für entlassene Gefangenen und deren Angehörige, dort 3mal wöchentlich abends Sprechstunde. Es ist eine Privateinrichtung des Teams, als Arztpraxis deklariert. Die Mitarbeiter lehnen den Status des Bewährungshelfers ab (Gefahr des Bewährungswiderrufs).
DÜREN	Sozialarbeiter sollen grundsätzlich für eine Übergangszeit von 3 bis 4 Monaten als Bewährungshelfer eingesetzt werden, Außenbetreuungszentrum beabsichtigt.
ERLANGEN	Momentan noch nicht aktuell. Nachbetreuung aber geplant. Aufbau nach Bedürfnis.
HAMBURG	Nachbetreuungszentrum im Aufbau (Privatinitiative)
LUDWIGS-HAFEN	Nachbetreuungszentrum im Aufbau

Theorie der Verhaltenstherapie

Eine umfassende Definition der Verhaltenstherapie gibt Yates (1970, 18). „Verhaltenstherapie ist der Versuch, das empirische und theoretische Wissen, das aus der Anwendung experimenteller Methoden in der Psychologie und ihren Nachbarwissenschaften (Physiologie und Neurophysiologie) resultierte, systematisch für die Erklärung der Genese und des Fortbestehens für abnorme Verhaltensweisen zu nutzen und dieses Wissen zur Behandlung und Vorbeugung dieser Abnormitäten mittels kontrollierter experimenteller Einzelfallstudie anzuwenden, sowohl zur Beschreibung als auch um zu heilen." Im Gegensatz zu vielen anderen Verhaltenstherapeuten versteht somit Yates unter Verhaltenstherapie nicht nur die Anwendung der Ergebnisse der Lerntheorie, sondern der gesamten experimentellen Psychologie. Jedoch ist für ihn die Lerntheorie die wichtigste Grundlage der Verhaltenstherapie; denn die Lernpsychologie ist die psychologische Disziplin, die sich mit dem Erlernen, dem Fortbestehen und dem Verlernen von Verhaltensweisen beschäftigt. Aus zwei weiteren Gründen ist die Lernpsychologie von besonderer Wichtigkeit für die Verhaltenstherapie: zum einen resultiert daraus das streng empirische Vorgehen der verhaltenstherapeutischen Praktiker, da die Therapie eines Einzelfalls wie ein Einzelfallexperiment aufgefaßt wird. Weiterhin geht der Verhaltenstherapeut von einem funktionalen Ansatz aus. Dies bedeutet, daß das Verhalten als abhängig von den tatsächlichen physikalischen Einflüssen beschrieben wird. Das Verhalten wird in diesem Ansatz als eine abhängige Variable gesehen, abhängig von den unabhängigen Variablen Reiz, Organismus, den Konsequenzen einer Verhaltensweise und der Anzahl und dem Verhältnis der Belohnungen auf eine Verhaltensweise (Verstärkungsplan). Wenn der Verhaltenstherapeut in diesem funktionalen Modell das Verhalten nun als eine abhängige Variable ansieht, so negiert er damit nicht, daß es noch andere Größen geben könnte, wie z. B. Persönlichkeitseigenschaften oder Motive, die das Verhalten steuern. Der Verhaltenstherapeut läßt diese Variablen jedoch außer acht, da sie bislang nicht direkt beobachtbar sind, da es sich um konstruierte Hilfsgrößen für die Theorienbildung, um theoretische Konstrukte handelt. Wichtig für die funktionale Verhaltensbeschreibung ist also, daß das Verhalten als Funktion direkt beobachtbarer und damit direkt zugänglicher und manipulierbarer Variablen beschrieben wird.

An die VT wurden von Anfang an große Hoffnungen gerichtet, die aber zum Teil bisher nicht erfüllt werden konnten, weil die VT im forensischen Bereich erst seit wenigen Jahren praktiziert wird. Die erste und lange Zeit einzige Untersuchung der Behandlung von Strafgefangenen stammt aus dem Jahr 1965 *(Burchard & Tyler)*. Noch im Jahr 1964 mußten *Jones, Gelder & Holden* sich auf einem Kongreß in England, der sich mit der Behandlung von Strafgefangenen beschäftigte, auf einen allgemeinen Überblick über die bis dahin erarbeiteten verhaltenstherapeutischen Methoden beschränken und konnten keine Mitteilungen über die spezifische VT-Behandlung bei Delinquenten machen. Ein anderer Grund, warum wohl die Erwartungen und Hoffnungen, die an die VT gerichtet werden, nicht voll erfüllt werden können, beruht in einem falschen Verständnis der VT selbst. Verhaltenstherapie wird oft fälschlicherweise gleichgesetzt mit bestimmten einzelnen Standardmethoden wie systematischer Desensibilisierung oder negativer Praxis. Eine solche eindeutige Zuordnung von Symptom und Methode, wie es auf den ersten Blick in der Verhaltentherapie möglich zu sein scheint, ist nicht möglich. Vielmehr bietet die Verhaltenstherapie primär ein bestimmtes Theoriengerüst, das für diesen Bereich der klinischen Psychologie und Psychiatrie verhältnismäßig neu ist. Von diesem Theoriengerüst können Hypothesen über mögliche Verursachungs- und Bedingungsgefüge der jeweiligen Störungen abgeleitet werden. Dieses Bedingungsgefüge wiederum erlaubt die Aufstellung von Änderungshypothesen, die nur für den Einzelfall gültig sein können, erlaubt also die Erarbeitung eines ganz individuellen Therapieplanes. Die Entscheidung für die Verhaltenstherapie ist also nicht primär die Entscheidung für irgendwelche Methoden, sondern die Entscheidung für ein kausales Modell, und die therapeutischen Techniken sind nur eine Folge dieser theoretischen Vorentscheidungen.

Für die praktische Arbeit des Verhaltenstherapeuten stehen eine Reihe verhaltenstherapeutischer Techniken zur Verfügung, die ohne Schwierigkeiten in einen Behandlungsplan eingebaut werden können, der die Forderungen eines individuum-zentrierten Experiments erfüllt.

Daraus ergibt sich folgende Vorgehensweise:

1. Voraussetzung für den Entwurf eines Behandlungsplans ist eine möglichst exakte Analyse jeder einzelnen Störung. Dabei sollen sowohl die Störung als auch die ihr unmittelbar vorausgehenden und nachfolgenden Ereignisse möglichst genau definiert sein. Ziel dieser Verhaltensanalyse ist es,

Tabelle 11
Der diagnostisch-therapeutische Prozeß in der Verhaltenstherapie

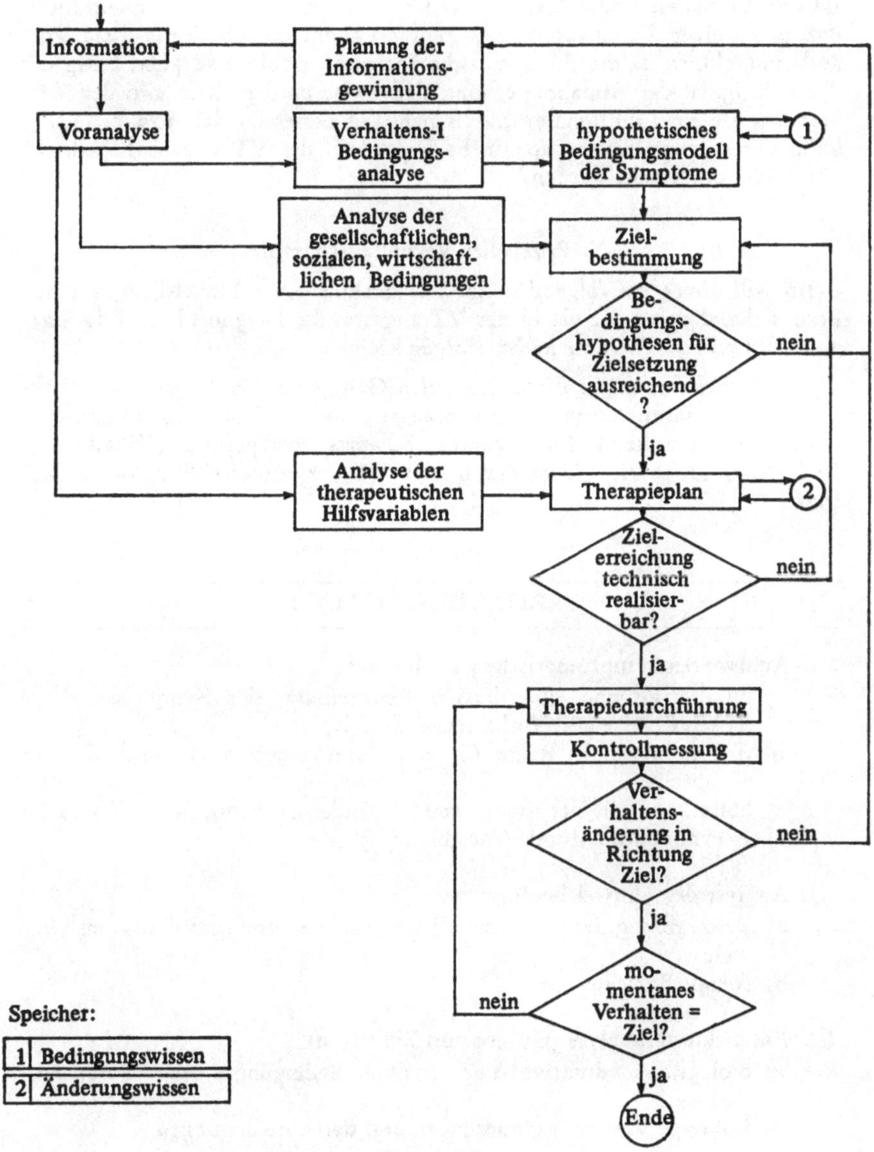

die Voraussetzungen für eine funktionale Analyse der Störungen zu schaffen. Die abhängige Variable soll definiert werden, und Hypothesen überrelevante unabhängige Variablen sollen zusammen mit dem Klienten anhand seiner Aussagen gebildet werden.

2. Hat man Reize gefunden, von denen angenommen werden kann, daß sie das Verhalten kontrollieren, werden diese in einer Weise manipuliert, daß es zu einer Verringerung des Fehlverhaltens kommt. Tritt diese Veränderung ein, so ist die therapeutische Intention erfüllt und gleichzeitig die Zuverlässigkeit der Annahme erhöht, daß zwischen dem Reiz und der Verhaltensweise ein funktionaler Zusammenhang besteht. Nach *Schulte* (1971) kann der diagnostisch-therapeutische Prozeß in der VT wie in Tabelle 11 abgebildet dargestellt werden.

Die Praxis der Verhaltenstherapie

Ich will Ihnen im folgenden die Entwicklung einer Einzeltherapie schildern, anhand deren Sie die in der VT angewandte Diagnostik und die daraus resultierende Therapie nachverfolgen können.

Die Verhaltensanalyse dient dazu, den Gang einer Exploration zu strukturieren und darauf einen Therapieplan aufzubauen. Die Verhaltensanalyse wird von uns anhand des folgenden Schemas durchgeführt (Tabelle 12). In Tabelle 13 ist eine Liste der in der VT verwendeten Symbole aufgeführt.

Tabelle 12

VERHALTENSANALYSE

I. Analyse des symptomatischen Verhaltens
- a) qualitative und quantitative Beschreibung der Symptome: Verhaltensexzesse und Verhaltenslücken (R)
- b) diskriminierende Reize (S) und Konsequenzen (C und K) der Symptome
- c) Selbstkontrolle der Symptome (Veränderungen von R, S, K und C)
- d) relevante Organismus-Variablen (O)

II. Analyse der Umweltbedingungen
- a) Beschreibung der gesellschaftlichen, sozialen und physikalischen Umwelt
- b) soziale Beziehungen

III. Entwicklungsanalyse (Genese von Einheiten)
- a) biologische, situative und soziale Bedingungen der Symptom-Genese
- b) bisherige Verhaltensänderungen und deren Bedingungen

IV. Therapeutische Hilfsvariablen

a) zur Verfügung stehende positive Verstärker (positive Verhaltensweisen, Hobbies etc.) und Erfahrungen mit diesen Verstärkern
b) Folgen einer therapeutischen Veränderung für den Patienten
c) für die soziale Umwelt des Patienten

V. Zielanalyse und diagnostischer Plan

a) Auswahl der „Target responses“ und Beschreibung der Soll-Lage
b) weitere diagnostische Voruntersuchungen
c) Methoden der Therapiekontrolle
d) Therapie-begleitende, diagnostische Verfahren (Basislinie usw.)

VI. Therapieplan

a) die einzelnen Methoden
b) Reihenfolge der Behandlungsschritte (Zeitplan)
c) Entwurf eines Gesprächs mit Patient bzw. Vertreter zur Disk. d. Therapieziele u. des Therapieplanes
d) Entwurf der ersten Beratungs/Behandlungssitzung

Tabelle 13

Liste der Symbole in der VT

S	(diskriminierender oder konditionierter) Reiz
S^D	diskriminierender Reiz, auf den mit großer Wahrscheinlichkeit eine gelernte Reaktion erfolgt (zeigt an, daß nach bestimmter Reaktion eine Verstärkung erfolgen wird)
S^Δ	diskriminierender Reiz, auf den mit großer Wahrscheinlichkeit eine gelernte Reaktion nicht erfolgt (es wird keine Verstärkung erwartet)
UCS	unkonditionierte Reize
CS	konditionierte Reize
S	komplexe Reizsituationen
R	operantes Verhalten
UCR	respondentes (angeborenes) Verhalten
CR	respondentes (konditioniertes) Verhalten
R	komplexe Verhaltenskette
R'	Alternativreaktion
C	Konsequenz
C +	positive Konsequenz
C −	negative Konsequenz
C +	Wegfall eines positiven Verstärkers (Löschung, Strafe)
C −	Wegfall eines negativen Verstärkers (negative Verstärkung)
O	Organismusvariable
K	Verstärkungsplan (z. B. K 1/2: Variable Quotenverstärkung in 50 % der Fälle)

VERHALTENSANALYSE

Name:	W. D.
Alter:	34 J.
Problem:	Pädophilie
Vorstrafen:	1961 Unfallflucht
	1969 Unzucht mit einem Kinde 6 Monate Freiheitsstafe
	1971 Unzucht mit einem Kinde 1,6 J. Freiheitsstrafe

I. Analyse des symptomatischen Verhaltens

a) Verhaltensexzesse:

Pb onaniert mit 12 bis 14 Jahren alten Jungen, seit 1964 angeblich 18—20mal, vermutlich häufiger, dreimal entdeckt.

Verhaltenslücken:

Seit Kontakt zu Jungen (im Alter von 26 Jahren) keinen Kontakt zu Frauen (der zuvor angeblich „normal" und befriedigend verlief).

b) diskriminierende Reize

S^D sind Jungen im Alter von 12—14 Jahren, keine groben Gesichtszüge, „zärtlich-weibliches" Aussehen, gepflegt, „kurze Hosen erhöhen den Reiz". Kinoanzeigen in der Tageszeitung rufen sexuelle Spannungen hervor, bzw. bei sexuellen Spannungen schaut der Pb Kinoanzeigen in der Tageszeitung durch, was dann zur Handlungskette führt. Kontakte finden in der arbeitsfreien Zeit und nur in Kinoräumen während des Hauptfilms statt; nur erste Kinovorstellung (14 Uhr).

S^{Δ} Jungen mit groben Gesichtszügen, dicke Statur, volle Kinos, Leute die in der Nähe des Jungen sitzen, Pb trifft Bekannte vor dem Kino.
Konsequenzen:

C +: starke sexuelle Spannungen. Verstärkung durch die Erregung des Jungen.
Absprache, sich erneut mit dem Jungen zu treffen.
Onanieren (zu Hause) in ca. 50 % der Fälle.

C — : vor Kino (Angst vor Entdecktwerden)
im Kino (Abwehr des Jungen)

K: intermittierende Verstärkung betrifft:
1. vor dem Kino (sexuelle Spannung plus Anblick des Jungen)
2. im Kino (Erregung des Jungen)
3. Onanieren zu Hause (K = 1/2)
variable Quote und variable Intervalle

c) Selbstkontrolle:

Versuch, die Arbeit nicht tageweise zu unterbrechen oder zu kündigen, indem er sich selbst gut zuredet: „Du mußt damit fertig werden, du darfst nicht, du muß es packen."

Er unterbricht die Handlungskette erst vor dem Kino, geht dann Bier, Kaffee trinken oder Eis essen. „Blödsinn" — Gedanken an die Zukunft.

Selbstkontrolle ist nur dann möglich, wenn Angst, entdeckt zu werden, stärker ist als die sexuelle Erregung. Es ist unklar, welche Bedingungen vorhanden sein müssen, damit Angst stärker wird.

Die Angst ist begründet in der ersten Verurteilung, aber auch bereits davor Angst vor dem Entdecktwerden. Selbstkontrolle durch Autofahren, Golfspielen, Biertrinken.

d) Organismus:

neurologisch: o. B.
psychiatrisch: keine Auffälligkeiten

Funktionales Modell:

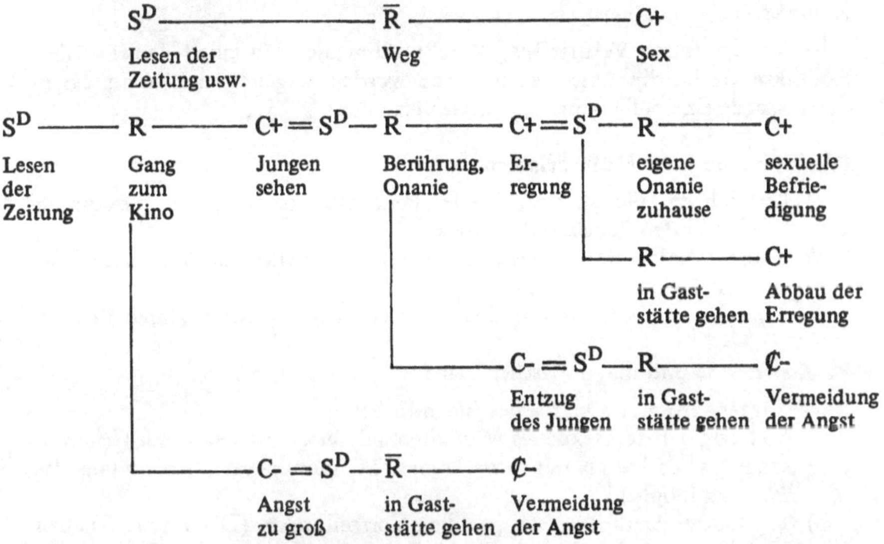

II. Analyse der Umweltbedingungen:

Der Proband wohnte bei seiner Mutter und geht nach seiner Entlassung zu dieser zurück. Zu seinem jüngeren Bruder hatte er nach eigenen Aussagen und denen des Bruders ein gutes Verhältnis. Der Pb wurde häufig von der Mutter gegängelt. Er wurde gezwungen, das Bäckerhandwerk zu erlernen, um später das elterliche Geschäft übernehmen zu können. Er arbeitete nach der Bäckerlehre in verschiedenen anderen Berufen, zuletzt als Verkaufsfahrer.

Er hatte keinen festen Freund und auch keine Freundin. Sonntags ging er allein zu Sportveranstaltungen, in Gaststätten oder fuhr Auto.

III. Entwicklungsanalyse (Genese):

a) Nach angeblich normalem sexuellen Kontakt zu Frauen lernte er im Alter von 26 Jahren auf dem Sportplatz einen Jungen kennen, der aussah wie ein 11jähriger. Er fuhr ihn nach Hause und später öfter im Auto spazieren. Die erste sexuelle Regung kam, als er im Auto den Arm um den Jungen legte. Bei weiteren Gelegenheiten legte er den Arm um den Jungen, küßte und streichelte ihn, da der Junge ihm entgegenkam. Während eines Kinobesuches legte er wieder den Arm um den Jungen, bis er schließlich bei dem Jungen onanierte. In die hohe sexuelle Spannung war Angst gemischt und das Gefühl, etwas Unnatürliches zu tun.

Ca. 2 Wochen nach der Beendigung der ersten Freundschaft (ca. 6 Monate) sah der Pb im Kino zufällig zwei Jungen, die gegenseitig onanierten. Dies erregte den Pb stark. Er ging drei Wochen später mit dem Gedanken, vielleicht im Kino einen Jungen zu treffen, dorthin. Er sah einen Jungen, der ihn an seinen ersten Freund erinnerte, sprach diesen an und hatte sexuellen Kontakt.

b) Seit der ersten Verurteilung (1969) nahm die Häufigkeit der sexuellen Kontakte ab, da die Angst, entdeckt zu werden, zugenommen hatte. Hierdurch wurde eine Selbstkontrolle erleichtert.

IV. Therapeutische Hilfsvariablen:

a) Autofahren, Golfspielen, Biertrinken, Unterhaltung mit Bekannten (= Methoden der Selbstkontrolle)
b) Keine Inhaftierung, normalen sexuellen Kontakt zu Frauen, Stabilisierung des Arbeitsverhaltens.
c) Kontakt zur Familie konfliktfreier, Vermehrung der sozialen Bezüge.

V. Zielanalyse und diagnostischer Plan:

a) Target-response: Onanie bei Jugendlichen
Soll-Lage: heterosexuelles Verhalten mit erwachsenen Frauen (homosexuelles Verhalten mit erwachsenen Männern wegen Ablehnung des Pb nicht möglich)
b) 1. Hautwiderstandsmessungen bei Vorstellungen (Dias) von Knaben (S^D) entsprechend seiner Beschreibung (entsprechend bei Frauen)
2. Fragebogen SOM (FELDMAN)
c) 1. Hautwiderstandsmessung
2. SOM
3. Veränderung der Vorstellungen bei Onanie
d) 1. Vorstellung bei Onanie (Diagramm)

VI. Therapieplan:

a) 1. Covert sensitization (Annäherungsverhalten soll in Vermeidungsverhalten überführt werden)
2. Thought stopping (z. B. bei Kinoanzeigen in der Tageszeitung)

3. Aufbau eines adäquaten Sexualverhaltens (Vgl. MASTERS & JOHNSON oder COVERT reinforcement), da Fehlen der Kontakte zu Frauen als unangepaßtes Vermeidungsverhalten angesehen wird.
4. Lesen von Büchern mit erotischem Inhalt

b) In der Reihenfolge: 1, 4, 2, 3
Praktische Übungen und Therapiekontrolle in Ausführungen, Beurlaubungen und Nachbetreuung während der Bewährungszeit.

c) In dem die Therapie vorbereitenden Gespräch wurden dem Pb die Bedingungen (Kontingenzen) seines Verhaltens erklärt, ferner Ablauf und Ziel der Therapie.
Zustimmung des Pb zum Therapieziel wurde eingeholt.

d) In der ersten Behandlungszeit wurde:
1. Entspannung eingeübt
2. für das Covert Sensitization eine Hierarchie sowohl der sexuell erregenden Vorstellungen als auch der ekelerregenden Vorstellungen aufgestellt.

Als Therapiemethode während der Haftzeit entschlossen wir uns für die Durchführung des „Covert Sensitization" von *Cautela* (1967). Kurz vor der Entlassung sollen dann Thought Stopping eingeführt werden und ein adäquates heterosexuelles Verhalten mit Hilfe der Methode von *Masters & Johnson* aufgebaut werden. Ich will mich jetzt lediglich auf die Beschreibung der Methode des Covert sensitization beschränken, die allgemein gesagt darin besteht, daß in der Vorstellung des Klienten auf einen angenehmen, aber unerwünschten homosexuellen Stimulus (= Vorstellung) ein durch den Therapeuten eingeführter, sehr unangenehmer Stimulus folgt.

Das therapeutische Vorgehen ist wie folgt:

Mit dem Patienten wird eingeübt, daß er sich mit Hilfe der Entspannungsmethode von *Jacobson* (1937) selbst entspannen kann. Wenn er dies gelernt hat, wird er aufgefordert, sich völlig zu entspannen und durch das Heben eines Fingers anzuzeigen, wenn dies der Fall ist. Der Therapeut fordert ihn dann auf, sich eine vom Patienten vorher als lustbetont angegebene Szene vorzustellen und wenn diese ihm deutlich vor Augen steht, erneut ein Signal durch Heben eines Fingers zu geben. In diesem Moment führt der Therapeut neue, den Patient abschreckende Vorstellungen ein.

Vor der Therapie war im Anschluß an die Verhaltensanalyse eine Hierarchie aller den Probanden homosexuell anregenden Situationen aufgestellt worden. Die vom Pb als am meisten anregende Vorstellung lautete: „In einem fast leeren, verdunkelten Kino neben einem 12jährigen gepflegten Jungen sitzen und diesen onanieren." Am anderen Ende der Hierarchie und als kaum anregend stand die Szene: „In einem Kino neben einem dicken, ungepflegten 12jährigen sitzen." In jeder Therapiesitzung wurde der Patient entspannt und mit 6 Szenen konfrontiert. In drei Szenen wurde dem Pb geschildert, wie er sich einem Jungen nähert und während ihm diese Vorstellung klar vor Augen stand, wurden ekelerregende Vorstellungen eingeführt.

Eine der Szenen lautete beispielsweise:

„Im Kino gehen Sie während des Films auf einen Jungen zu, der Ihnen schon vor dem Kino gefallen hat."

Wenn diese Szene dem Pb klar vor Augen steht, fährt der Therapeut fort:

„Während Sie also auf ihn zugehen, bemerken Sie ein Gefühl der Übelkeit im Magen. Sie setzen sich neben ihn und fühlen gleichzeitig, daß Ihnen so schlecht wird, daß Sie gleich erbrechen müssen. Während Sie sich zu dem Jungen hinüberbeugen, spüren Sie den bitteren, fauligen Geschmack von Erbrochenem in Ihrem Mund. Während Sie nach dem Jungen fassen, erbrechen Sie sich und das Erbrochene und der Gestank spritzt über sie und das Gesicht und die Hose des Jungen."

Die Beschreibung und Vorstellung einer Szene dauerte zwischen 30 und 60 Sekunden. Nach einem Intervall von 60 Sekunden wurde eine neue Vorstellung eingeführt. Szenen der oben geschilderten Art wechselten ab mit solchen, in denen schon ein starkes Übelkeitsgefühl bei der Annäherung an einen Jungen vorhanden war, wobei dieses Gefühl sich dadurch reduzierte, daß der Pb sich von dem Jungen abwandte und wegging.

Das Ergebnis der Behandlung bestand darin, daß nach Angaben des Pb nur noch gelegentlich homosexuelle Vorstellungen auftreten; er onaniert ausschließlich auf sexuelle Vorstellungen hin.

Der Vorteil dieser Methode gegenüber den bei Aversionskonditionierungen bisher verwendeten elektrischen Schlägen oder den Injektionen von brechreizerzeugenden Medikamenten besteht in folgendem: Es können verschiedene, beim individuellen Klienten und für den aversiv zu konditionierenden Stimulus spezifisch wirksame Reizvorstellungen (etwa der Anblick eines mit Eiterbeulen übersäten Mannes) verwendet werden; die therapeutischen Möglichkeiten bestehen also darin, visuelle homosexuelle Reize hinsichtlich ihrer erotischen Appetenz nachhaltig mit Hilfe von Vorstellungen zu neutralisieren, die der Klient wesentlich bereitwilliger appliziert als einen elektrischen Schlag, der nach den Literaturberichten oft nur eine momentane Unterdrückung der homoerotischen Reizqualität bewirkt. Ein weiterer Vorteil ist, daß man den aversiven Reiz wechseln und damit der Habituierung entgegenwirken kann; der Klient kann außerdem in kritischen Situationen den aversiven Reiz selbst einblenden. Ein sehr wesentlicher Vorteil dieser Methode besteht ferner auch darin, daß eine gemäß den Erfordernissen bei homosexuellen Klienten viel umfangreichere und differenziertere Hierarchie von aversiv zu konditionierenden erotischen Reizen durchgearbeitet werden kann, da sie ja auf der Vorstellungsebene dargeboten werden und somit keine Hilfsmittel wie Dias oder Filme notwendig sind.

Die Behandlung der Sexualdelinquenten (unter besonderer Berücksichtigung der somatischen Behandlungsmethoden)

Hans-Jürgen Horn

Die in der heutigen Rechtsprechung angewandte Vereinigungstheorie versucht, die sich aus der Verletzung eines Rechtsgutes ableitende Schuldstrafe mit den der General- bzw. Spezialprävention dienenden Strafzwecken in sinnvoller Weise zu verknüpfen. Unter Berücksichtigung des Gedankens der *Generalprävention* bedeutet dies in foro, daß im Rahmen der sogenannten Spielraumtheorie Gesichtspunkte berücksichtigt werden müssen, welche auf eine Abschreckung der Allgemeinheit vor Straftaten abzielen. Zu der Frage, ob und wie weitgehend dieser theoretische Strafzweck bei Sexualdelinquenten zum Tragen kommt, existieren nur wenige Untersuchungen. *Bader* sprach von einer gewissen Konstanz der Sittlichkeitsdelikte im Gesamtverlauf der Kriminalität und betonte die Beständigkeit auch für Krisenzeiten, wie sie die Jahre nach dem Zweiten Weltkrieg darstellten. Erhebungen von *Rabel* ergaben für die Jahre 1920 bis 1924 trotz erheblicher Milde der Justiz ein deutliches Nachlassen der Straffälligkeit wegen Unzucht mit Kindern. Im übrigen läßt sich auch die Konstanz der Sittlichkeitsdelikte für das letzte Jahrzehnt statistisch belegen.

Wie wenig sich eine verminderte Intensität der Strafverfolgung auf die Häufigkeit von Sexualdelikten auswirkt, zeigt das bekannte Beispiel aus Dänemark, wo anläßlich der nazistischen Okkupation die dänische Polizei von September 1944 bis Mai 1945, insgesamt also 8 Monate, deportiert war. In dieser Zeit, in welcher Dänemark nur eine kommunale Wachmannschaft mit Polizeibefugnissen besaß, war ein bedeutendes Ansteigen von Diebstahl, Raub und Schwarzhandel nachzuweisen. Dagegen ergab sich bei den Sittlichkeitsdelikten, insbesondere bei den Unzuchtsdelikten mit Kindern oder exhibitionistischen Handlungen, keine beachtenswerte Steigerung der Deliktshäufigkeit.

Die wenigen Erfahrungen zeigen, daß der Kreis der aktuellen und potentiellen Sexualdelinquenten begrenzt ist, daß es für einen Mann ohne eine kriminovalente Persönlichkeitsstruktur und/oder abnorme Neigungen kaum der Androhung strafrechtlicher Sanktionen bedarf, um ein Notzuchtsverbrechen, unzüchtige Handlungen mit einem unreifen Kind oder exhibitionistische Handlungen zu unterlassen.

Die *spezialpräventive* Theorie beinhaltet sehr knapp formuliert den Gedanken der Unschädlichmachung des einzelnen Täters, dessen Abschreckung vor weiteren Taten oder der Besserung. Ebenfalls mit ausschließlicher Blickrichtung auf den Sexualdelinquenten würde dies in praxi bedeuten, daß man einen Sexualstraftäter entweder durch eine langzeitige Haft, durch die Sicherungsverwahrung oder die Unterbringung nach § 42 b StGB, letzteres nur sofern schuldmindernde oder schuldausschließende Gründe vorliegen, unschädlich machen kann.

Die geringe Effektivität von Haftstrafen oder zeitgebundenen Unterbringungsmaßnahmen als Abschreckung des einzelnen Delinquenten vor weiteren Taten läßt sich an der relativ hohen Rückfallquote im Bereich der Sexualkriminalität von konstant etwa 50 % ablesen. Dabei bleibt jedoch die Dunkelziffer unberücksichtigt. Als Psychiater, der nicht nur vor Gericht tätig ist, sondern sich auch mit der Behandlung von Sexualdelinquenten befaßt, weiß man jedoch, daß z. B. bei Exhibitionisten auf eine zur Anzeige gekommene strafbare Handlung etwa 5—10 Taten kommen, die nicht zur Kenntnis der Ermittlungsbehörden gelangen. Pädophile Handlungen bleiben nicht selten im Kreis der beteiligten Familien internalisiert und werden erst in einem späteren Straf- oder Zivilverfahren bekannt.

Das in der spezialpräventiven Straftheorie gemeinte Ziel der Besserung ist namentlich bei einem Täter mit einer fixierten sexuellen Deviation, bei homotropen Delinquenten, sicher nicht durch eine Freiheitsstrafe zu erreichen, besonders nicht dadurch, daß man ihn mit Tätern verschiedenster Kategorien einsperrt, ihm Zeit zum Nachdenken und zu Leibesübungen gibt und auf das Ausbleiben weiterer Rückfälle hofft. Nicht viel anders stellt sich das Problem bei einer Unterbringung in einer Nervenheilanstalt dar, wenn man den Untergebrachten mit sedierenden Medikamenten eindeckt, ihn in der Beschäftigungstherapie oder Arbeitstherapie arbeiten läßt und bei wöchentlichen Visiten nach der Stärke des Triebdruckes fragt. Bedenkt man zudem, das z. B. im Jahre 1955 insgesamt 530 655 Personen durch deutsche Gerichte zu Strafen oder Maßnahmen verurteilt wurden und von diesen nur 554 nach § 42 b StGB untergebracht wurden, so zeigt sich, daß nur bei 0,11 % die äußeren Voraussetzungen zu einer Behandlung gleich welcher Art gegeben waren. Dabei ist außerdem zu berücksichtigen, daß es sich bei den Untergebrachten nur zu einem geringen Teil um Sexualdelinquenten handelt, von denen noch ein hoher Prozentsatz hochgradige intellektuelle Defekte zeigte und damit einer Kooperation und Einsicht erfordernden Behandlung nicht zugänglich ist.

Wir stehen somit einem Kreis von Rechtsbrechern gegenüber, bei dem neben erheblichen Zweifeln an der Berechtigung der Schuldstrafe und dem generalpräventiven Effekt der Strafe auch ein spezialpräventiver Erfolg durch herkömmliche Maßnahmen kaum zu erwarten ist. Damit bleibt die Frage nach der Art einer strafrechtlichen Reaktion gegenüber dem Triebtäter nach wie vor aktuell. Rechtsstaatlich diskutable, ausschließlich der speziellen Problematik des Sexualstraftäters angepaßte Strafen oder Maßregeln existieren, abgesehen von der konzipierten Einrichtung der sozialtherapeutischen Anstalten, die bisher lediglich in der Klinik Hohenasperg, sowie in Ansätzen in Berlin, Düren, Hamburg und Ludwigshafen bestehen, nicht. Daraus ergibt sich die dringende Notwendigkeit, jegliche wissenschaftlich denkbaren Einwirkungsmöglichkeiten im Rahmen der Strafaussetzung, der Bewährungsfrist sowie im Vollzug bzw. bei der Durchführung der Maßregel der Sicherung oder Besserung optimal und individuell auszunutzen.

Dem speziell mit dieser Problematik befaßten Arzt steht heute eine Reihe von Verfahren zur Verfügung, die bei gezielter Indikation den Delinquenten von der Stärke seines Triebes dauernd oder passager zu befreien vermögen, um damit Rückfällen vorzubeugen und die Resozialisierung zu unterstützen. Es verbietet sich jedoch, solche Verfahren, gemeint ist hier besonders die Kastration, direkt für Zwecke staatlicher Kriminalpolitik zu verwenden und die Weigerung eines Delinquenten, sich kastrieren zu lassen, in foro negativ auswirken zu lassen.

Als mittelbarer Zwang und als Ausdruck eines inhumanen Sicherungsbedürfnisses um jeden Preis sind auch Vorschläge abzulehnen, die Voraussetzungen zur Sicherungsverwahrung deswegen zu erleichtern, weil der Delinquent ja durch die Kastration eine solche Maßnahme hätte abwenden können. Andererseits sollte, so betont unter anderem *Hanack*, das Recht die Entscheidung eines Täters für einen Eingriff achten und anerkennen. Dieser Entschluß, der wohl in seinen Konsequenzen weit schwerer wiegt als jede Strafe, sollte nicht nur bei der Strafaussetzung und der Anordnung der Sicherungsverwahrung, sondern auch bei der Strafzumessung selbst Berücksichtigung finden. Daran anschließend stellt sich die Frage einer gesetzlichen Normierung eines solchen Vorgehens, die jedoch generell strikt zu verneinen ist. Wie leicht einsehbar ist, enthält jede Nominierung den unangenehmen Beiklang des mittelbaren Druckes und stellt sich damit dem Prinzip der unbedingten Freiwilligkeit jeglicher therapeutischer Beeinflussung entgegen.

Vor einer Besprechung der gängigen somatischen Behandlungsmethoden ist darauf hinzuweisen, daß durch sämtliche derartige Verfahren der Geschlechtsbetrieb lediglich gedämpft, vermindert oder gar beseitigt werden kann, eine Deviation, d. h. eine Abweichung vom normalen Triebziel oder von der normalen, zur Satisfaktion führenden Handlung nicht zu erreichen ist, besonders dann nicht, wenn es sich um fixierte abnorme Neigungen handelt. Dies bedeutet auch, daß bei sexuell devianten Männern nicht nur das Verlangen nach dem devianten Objekt, zum Beispiel nach dem Kind, sondern ganz allgemein die Triebspannung, also bei Verheirateten auch das Verlangen nach der ehelichen Kohabitation, vermindert wird.

Der Besprechung der uns heute zur Verfügung stehenden Behandlungsverfahren, die sich zunächst in irreversible (chirurgische Kastration, stereotaktische Hypothalamotomie) und reversible (Antiandrogene, Oestrogene) einteilen lassen, müssen einige *theoretische Grundlagen* vorangestellt werden: Die Sexualorganisation und der Stellenwert der Sexualität in unserer Daseinsgestaltung sind weitgehend von der Umwelt, der Erziehung, soziokulturellen und epochalen Einflüssen, kindlichen und jugendlichen prägenden Erlebnissen und vielen anderen Faktoren geformt. In funktioneller Verknüpfung mit dem erotisch-sinnlichen, geistig-individuellen Bereich des komplexen Phänomens der menschlichen Sexualität bildet ein zentralnervöses und endokrines Steuerungssystem das biologische Fundament des Triebverhaltens. Der jedem Menschen eigene, durch seine Daueraktualität ausgezeichnete Geschlechtstrieb drängt mehr oder weniger heftig nach Befriedigung. Die Satisfaktion kann entsprechend der vorgegebenen Verhaltensdisposition auf heterosexuellem oder homosexuellem Wege, durch eine pädophile oder eine exhibitionistische Handlung, auch durch Masturbation oder bei Vorliegen spezifischer Neigungen durch eine Brandstiftung, einen Wäschediebstahl oder vielleicht durch Zufügen oder Erleiden von Schmerzen erreicht werden. Nicht die vorliegende Verhaltensdisposition, sondern die Intensität des Geschlechtstriebes ist durch einen chirurgischen Eingriff oder eine Medikation zu modifizieren.

Tierexperimentelle Ausschaltungs- und Reizversuche sowie humanklinische Beobachtungen zeigten, daß das organische Substrat des Geschlechtstriebes als zielgerichtete Komponente des allgemeinmenschlichen Antriebes an umschriebener Stelle im Zwischenhirn lokalisiert ist. Man unterscheidet hier ein „hormonal-sex-center", welches auf neurohormonalem Wege mit der Hypophyse in Verbindung steht, und ein „sex-behavior-center", das auch als Erotisierungszentrum bezeichnet wird. Bestimmte Wirksubstanzen gelangen vom „hormonal-sex-center" zum Hypophysenvorderlappen und regen dort die Produktion und Sekretion der Hypophysenhormone, der Gonadotropine, an. Diese wiederum gelangen beim Mann auf dem Blutweg zum Hoden, wo sie einmal die Bildung der reifen Samenzellen regulieren und zum anderen die *Leydig*schen Zwischenzellen im Hoden zur Produktion der Keimdrüsenhormone, der Androgene, anregen. Der Wirkungskreis wird nun insofern geschlossen, als die Androgene wiederum auf die Zwischenhirnzentren einwirken, wo sie einmal das Erotisierungszentrum für äußere und innere sexuell-erotische Reize sensibilisieren und zum anderen das „hormonal-sex-center" zur Gonadotropinproduktion und -sekretion bringen. In diesem Wirkungskreis besteht ein ausbalanciertes Gleichgewicht zwischen den hormonproduzierenden Drüsen, welches durch die Tatsache gewährleistet ist, daß die auf Keimdrüsenhormone empfindlichen Sexualzentren bereits durch minimale Androgen-Mengen zur Aktivität gebracht werden, während höhere Androgen-Mengen die Gonadotropinsekretion vermindern.

Nur hypothetisch angenommene funktionelle Beziehungen bestehen zwischen Triebzentren und anderen Triebstrukturen, von denen einige gleichsam als Schaltstelle zwischen triebhaften Verhaltensmustern einerseits und den als Reaktion auf äußere und innere Reize bewußt werdenden Gefühlsphänomenen und stimmungsmäßigen Veränderungen fungieren. Hier werden Reize in die situativen und individuellen Gegebenheiten eingepaßt, reguliert und auf die entsprechenden Triebzentren transformiert.

Dieses realiter höchst komplizierte zentral-nervös endokrine Steuerungssystem der biologisch fundierten Sexualität kann hier nur grob skizziert werden. Es reicht jedoch aus, die Ansatzpunkte für eine chirurgische oder medikamentöse Triebdämpfung zu demonstrieren und eine Unterscheidung zwischen irreversiblen und reversiblen Verfahren zu treffen.

I. Irreversible Verfahren:
  1. Chirurgische Kastration
  2. Stereotaktische Hypothalamotomie

II. Reversible Verfahren:
  1. Antiandrogengaben
  2. Oestrogengaben

I. 1. Die Kastration, die nach dem Gesetz über die freiwillige Kastration und andere Behandlungsmethoden vom 15. 8. 1969 nicht vor dem 25. Lebensjahr durchgeführt werden darf und die Einwilligung des Betroffenen voraussetzt, muß von einer Gutachterstelle bestätigt werden, da sie entsprechend der Begriffsbestimmung eine Behandlung darstellt, durch welche die Keimdrüsen eines Mannes absichtlich entfernt oder dauernd funktionsunfähig gemacht werden. Durch die chirurgische Entfernung der hormonproduzierenden Keimdrüsen, durch die Orchiektomie, werden die Androgene bis auf einen geringen von der Nebennierenrinde gebildeten Anteil ausgeschaltet. Postoperativ kommt es früher oder später zu einer Reduktion oder gar zum Verlust der sexuellen Aktivität, der Libido und Potenz (*Ohm*, *Lange*, *Langelüddeke)*, wobei das Entmannungsalter insofern ein wichtiges Kriterium darstellt, als bei jüngeren Individuen die sexuelle Aktivität länger erhalten bleibt als bei den Männern, die in späteren Jahren, besonders jenseits des 40. Lebensjahres, kastriert werden. Dementsprechend niedriger ist die Rückfallhäufigkeit, die nach Untersuchungen verschiedener Autoren, welche von *Langelüddeke* zusammengestellt wurden, bei knapp 3 % im Gegensatz zu etwa 50 % bei nicht entmannten Sexualstraftätern liegt.

Postoperative subjektive Beschwerden und psychische Veränderungen, wie sie in der Literatur mehrfach genannt wurden, ganz allgemein die Form der psychischen Verarbeitung, hängen weitgehend von der Persönlichkeitsstruktur, von primären Haltungen und Dispositionen, außerdem von einer postoperativ erreichten sozialen Position und der Qualität einer erhaltenen Partnerschaftskommunikation ab.

Im übrigen ist entsprechend der schematisierenden Unterscheidung *Bleulers* zwischen der körperlichen Triebhaftigkeit und der psychischen Sexualität, jeweils als Teilkomponenten des realiter außerordentlich komplexen Bedingungsgefüges der menschlichen Sexualität, die gewünschte Triebdämpfung durch die Orchiektomie eher zu erwarten, wenn sich die Deviation in einzelnen zum Orgasmus führenden Akten dokumentiert, als wenn sie in die persönliche Gesamthaltung mit einfließt, die Persönlichkeit färbt, wenn der psychosexuelle Reizhunger als Triebfeder die entscheidende

Rolle spielt. Geschlechtliche Neugierde und ziellose, spielerische Geschlechtlichkeit, Ausdrucksweisen der psychischen Sexualhaltung, können eher bestehen bleiben als die Fähigkeit zur Kohabitation, erotisch gefärbte Interessen und Neigungen eher als die vom Trieb diktierte potentia coeundi.

I. 2. Anders als die chirurgische Kastration, durch welche die Hoden als das wichtigste Androgen-produzierende Organ entfernt werden, hat die stereotaktische Hypothalamotomie mittels umschriebener Elektrokoagulation die einseitige Ausschaltung des androgensensiblen, als „sex-behavior-center" bezeichneten Nukleus hypothalamicus ventromedialis im Zwischenhirn zum Ziel, wodurch die Intensität des Geschlechtstriebes und die spezifisch sexuell-erotische Stimulierbarkeit vermindert werden, die vorhandene Triebrichtung jedoch unbeeinflußt bleibt.

Da durch die stereotaktische Hypothalamotomie die männlichen Keimdrüsen funktionsfähig bleiben, unterliegt die Durchführung dieses Eingriffes nicht den Bestimmungen des Gesetzes über die freiwillige Kastration, so daß die Operation keiner vorherigen Genehmigung durch eine entsprechende Gutachterstelle bedarf.

Es handelt sich dabei um einen Eingriff in einen Bereich des menschlichen Gehirns, der wegen seiner dort auf engstem Raum lokalisierten Ansammlung lebenswichtiger Hirnzentren bisher, sieht man von wenigen derartigen Operationen aus anderer Indikation ab, für den Neurochirurgen ein „Noli me tangere" darstellte. Erst nach umfangreichen experimental-physiologischen und hirnpathologischen Untersuchungen über die Topographie, die Art der zentralnervösen Sexualsteuerung und die funktionellen Beziehungen der Zwischenhirnzentren untereinander wurde erstmals 1962 in Göttingen von *Roeder* und Mitarbeitern eine Operation bei einem Mann mit einer homosexuell-pädophilen Triebabweichung durchgeführt. Seitdem wurden von dem Göttinger Arbeitsteam etwa 15 Patienten, von *Dieckmann* (Neurochirurgische Universitätsklinik Homburg) und *Hassler* (Universitätskliniken Frankfurt) bei insgesamt 4 Patienten derartige Operationen vorgenommen. Da in den meisten Fällen der Zeitraum zwischen Operation und regelmäßigen Nachuntersuchungen noch zu kurz ist, läßt sich über eine dauerhafte spezialpräventive und allgemein psychosomatische Wirkung des Eingriffs noch wenig aussagen. Hier soll lediglich das postoperative Bild und die Auswirkungen des Eingriffs auf die Sexualität bei einem von uns untersuchten und am 10. 7. 1970 von *Dieckmann* und *Hassler* operierten 43jährigen homosexuell-pädophil orientierten Mann skizzenhaft veranschaulicht werden:

Der Untersuchte war wegen Verbrechen nach den §§ 175 und 176 StGB insgesamt 12 Jahre inhaftiert. Es stand ihm jetzt nach einem erneuten Rückfall die Sicherungsverwahrung bevor.

Aus der Sexualanamnese waren intensive homoerotische Erlebnisse während seiner Schulzeit zu eruieren. Nach einer passageren heterosexuellen Beziehung manifestierten sich mit 19 Jahren die homosexuell-pädophilen Neigungen, die auch nach einer Heirat unverändert bestehen blieben.

Psychiatrisch und testpsychologisch ergab sich das Bild einer haltlosen, willensschwachen, geltungsbedürftigen Persönlichkeit mit mangelhafter Steuerungsfähigkeit des Willens und der Affektivität. Die labile Persönlichkeitsstruktur des Mannes gliederte sich in die Sexualität als sehr zentraler Erlebnisgehalt ein. Bei normaler Gestaltung der sexuellen Handlungen und des Triebzieles war nur die Wahl des Triebobjektes normabweichend im Sinne einer bi-sexuellen Orientierung, bei der erlebnismäßig die homosexuellen Neigungen überwogen.

Weder während noch nach der Operation, welche einseitig durch Eiweißdenaturierung mittels Hochfrequenzkoagualation des etwa 50 mm^3 großen Zentrums durchgeführt wurde, waren vegetative Entgleisungen oder subjektive Beschwerden festzustellen. Wiederholte endokrinologische Kontrollen ergaben keine relevanten Veränderungen des Hormonhaushaltes. Stimmungsmäßig wirkte der Operierte ausgeglichen und zufrieden mit dem erzielten Erfolg.

In sexueller Hinsicht waren nach der Operation die sexuelle Vorstellungstätigkeit und psychoxesuelle Bedürfnisspannung erheblich reduziert. Ein halbes Jahr nach dem Eingriff war zu erfahren, daß männliche Jugendliche keinen Aufforderungsreiz mehr besäßen, er fühlte sich fast frei von dem Drang zu homosexueller Kontaktaufnahme und mehr zu seiner Ehefrau hingezogen, wobei die Triebstärke erheblich nachgelassen hatte. Zum Erreichen einer Erektion bedurfte es jetzt der manuellen Hilfe durch die Partnerin. Im Vordergrund standen mehr erotische Bedürfnisse.

Es ist hier noch zu erwähnen, daß die Operation in dem vorgenannten Fall ebenso wie bei einem 41jährigen ebenfalls homopädophil ausgerichteten Mann unseres Beobachtungsgutes auf eine entsprechende gutachterliche Stellungnahme unsererseits die Aussetzung der Sicherungsverwahrung zur Folge hatte. Bei beiden Männern hat sich auch die soziale Situation erheblich gebessert, ein beruflicher Aufstieg war zu verzeichnen.

II. 1. Die 1963 von *Wiechert* und Mitarbeitern in den Laboratorien der Firma *Schering AG* entwickelten Antiandrogene sind bei regelmäßiger und kontinuierlicher Verabreichung in der Lage, die Keimdrüsenhormone direkt am Erfolgsorgan, d. h. an den androgensensiblen Rezeptoren, zu denen auch die Triebzentren und vermutlich andere mit der zentralnervösen Sexualsteuerung in funktioneller Beziehung stehende Hirnstrukturen gehören, zu blockieren. Das wichtigste Antiandrogen, das Cyproteronacetat, welches demnächst als Androcur in Tabletten- und Ampullenform in den Handel kommen wird, hat neben der antiandrogenen eine antigonadotrope Wirkungskomponente, die entsprechend dem aufgezeigten hormonalen Regulationssystem eine Aktivierung der Gonadotropin-bildenden Zellen im Hypophysenvorderlappen verhindert.

Nach § 4 des Gesetzes über die freiwillige Kastration ist die Behandlungsmethode, mit der zwar nicht beabsichtigt ist, die männlichen Keimdrüsen dauernd funktionsunfähig zu machen, die aber eine solche Folge haben kann, auch zulässig, wenn der Betroffene noch nicht 25 Jahre alt ist. Die Genehmigung durch eine Gutachterstelle gemäß § 5 des Gesetzes ist nicht erforderlich.

Die bisher vorliegenden Publikationen vermitteln nur ein recht unvollständiges Bild der therapeutischen Effektivität der Antiandrogene und der vielschichtigen Problematik einer solchen Behandlung. Außerdem beziehen sich die berichteten Erfahrungen auf einen relativ kurzen Beobachtungszeitraum, der in den einzelnen Fällen zwischen wenigen Wochen und 3 bis 4 Jahren liegt. Bei Durchsicht der Literatur zeigen sich erhebliche Unterschiede hinsichtlich der Indikationsstellung. Anders als *Laschet*, die Psychotiker mit sexuell gefärbten Halluzinationen und chronische Alkoholiker als ungeeignet für eine Antiandrogen-Therapie ansieht, behandelt *Rothschild* auch schizophrene Patienten mit wahnhaften Sexualvorstellungen oder erotisch gefärbten Erregungs- und Aggressionszuständen sowie Depressive mit sexuellen Versündigungsideen, *Ott* und *Hoffet* auch asylierte, durch dauernde sexuelle Gereiztheit störende Geisteskranke, Epileptiker und hochgradig Schwachsinnige. Das Medikament, welches per os oder auch parenteral verabreicht werden kann, führt innerhalb von 1—3 Wochen nach Medikationsbeginn zur Abnahme der Triebspannung und Dämpfung der Libido, wie es in der Literatur heißt, zur Befreiung vom zuvor beherrschenden Masturbationsdrang, das seelische Verlangen nach bevorzugten abnormen Reizobjekten bleibe bestehen, die sexuelle Betonung dieses Verlangens sei jedoch vermindert.

Über die besten Behandlungserfolge wurde allgemein bei Exhibitionisten, außerdem auch bei heterosexuell Pädophilen berichtet. Im Gegensatz zu anderen Autoren, die die therapeutische Effektivität der Antiandrogene nur auf den Behandlungszeitraum begrenzen, wobei eine unterstützende Psychotherapie empfohlen wird, meint *Laschet* bei 5 „ausreichend intelligenten" Männern eine Normalisierung der zuvor devianten Sexualität auch noch Monate bis Jahre nach Absetzen des Medikamentes gesehen zu haben. Davon ausgehend diskutiert sie als Folge des langzeitigen Entzuges von Libido und Potenz einen Lern-, Gewöhnungs- oder Erfahrungseffekt, „etwa in der Art des Ausschleifens eines bedingten Reflexes". Über Rückfälle unter der Therapie finden sich in den bisherigen Veröffentlichungen nur wenige Angaben. Rückfälle werden entweder auf eine zu niedrige Dosierung oder eigenmächtiges Absetzen der Medikamente zurückgeführt.

Die eigenen Erfahrungen an bisher etwa 50 ein- oder mehrfach vorbestraften Sexualdelinquenten, die sich über maximal $4^3/_4$ Jahre, mindestens jedoch 3 Monate in unserer ambulanten Behandlung befinden, bestätigen im allgemeinen die in der Fachliteratur veröffentlichten Behandlungsergebnisse, wobei darauf hinzuweisen ist, daß sich unter diesem Probandengut keine Geisteskranken, Epileptiker oder hochgradig Schwachsinnige befinden.

Wir fanden als wichtigsten Parameter der Medikamentenwirkung die Potentia erigendi, die unter einer Standarddosierung von 100 mg Cyproteronacetat pro die 6—12 Tage nach Therapiebeginn vor Minderung der Libido deutlich reduziert wird und nach Absetzen als letztes Zeichen der Restitution zurückkehrt. Von einer optimalen Einstellung auch im Sinne einer Langzeittherapie sprechen wir dann, wenn bei den in einer Intimpartnerschaft gebundenen Männern der heterosexuelle Vollzugsakt zwar erheblich seltener, jedoch ungestört und befriedigend erlebt wird, daneben aber Reize eines abnormen Sexualobjektes oder einer spezifischen Auslösesituation die medikamentös angehobene Reizschwelle nicht erreichen und sowohl in der Fantasie als auch in der Intention unbeantwortet bleiben. An Nebenwirkungen fanden sich Haarausfall, in zwei Fällen dagegen ein kräftiges Kopfhaarwachstum, Appetit- und Gewichtszunahme, Abnahme der Hautfeuchtigkeit, Paraesthesien der Mamillen und passagere Wadenschmerzen, welche zumeist als dosisabhängige Therapieeffekte toleriert werden. Bei den vierwöchentlich ambulant und im Abstand von 6 Monaten jeweils stationär durchgeführten Kontrolluntersuchungen zeigten sich im Leberstoffwechsel sowie im Mineral- und Eiweißhaushalt auch bei hoher Dosierung keine signifikanten Veränderungen. Das ebenfalls routinemäßig kontrollierte Spermiogramm zeigte neben einer Verminderung und Verflüssigung des Ejakulates in allen Fällen eine langsam sich entwickelnde Oligo- und Azoospermie, d. h. eine erheblich erschwerte Zeugungsfähigkeit, welche jedoch nach Absetzen der Medikation sich normalisiert.

II. 2. Die gegengeschlechtlichen Hormone, die Oestrogen-Derivate, hemmen aufgrund ihrer antigonadotropen Wirksamkeit sowohl die Reifung des Keimepithels im Hoden als auch die dort ablaufende Androgen-Synthese und führen damit sekundär zu einer Reduktion von Libido und Potenz.

Die rechtlichen Voraussetzungen entsprechen denen, die für die Antiandrogen-Behandlung gelten.

Nach Kenntnis der von verschiedenen Autoren hervorgehobenen, eindeutig auf die Oestrogene zurückführbaren degenerativen, zuweilen irreversiblen Umwandlungen des Hodengewebes, die die Fertilität auch über die Medikation hinaus dauernd aufheben können, erscheint uns die heutige Vernachlässigung der Oestrogen-Behandlung zugunsten der Antiandrogen-Therapie als gerechtfertigt und begrüßenswert, da man uns leicht den Vorwurf machen kann, unter dem Mantel einer günstigeren Applikationsform das erreicht zu haben, nämlich die dauernde Infertilität, was der Behandlungswillige auf dem direkten Wege des operativen Eingriffs nicht zu akzeptieren bereit war.

Im allgemeinen unterscheiden wir, wenn ein Behandlungswunsch an uns herangetragen wird, zwischen *Behandlungsbedürftigkeit und Behandlungswillen.* Der Begriff des Behandlungswillens bedarf insofern einer weiteren Aufschlüsselung, als der Bereitschaft zu einer triebhemmenden Therapie ganz unterschiedliche Motive zugrunde liegen können. Da z. B. die Antiandrogen-Behandlung anders als die operative Kastration eine über den Augenblick hinausreichende, eventuell Jahre dauernde, aktive und zuverlässige Mitarbeit des Patienten voraussetzt, ist namentlich bei einem unter dem Eindruck eines anstehenden Strafverfahrens, während der Verbüßung einer Freiheitsstrafe bzw. des Maßregelvollzuges geäußerten Ersuchen um ärztliche Hilfe zu entscheiden, ob es sich lediglich um ein zielgerichtetes, von dem Bestreben nach vorzeitiger Entlassung bestimmtes Manöver handelt, oder ob der Betroffene durch persönliche, familiäre und soziale Auswirkungen einer strafrechtlich relevanten sexuellen Deviation oder einer permanent gesteigerten Bedürfnisspannung zum Verlangen nach einer triebhemmenden Behandlung bestimmt wird. Von diesen Überlegungen ausgehend, läßt sich ein allein aus der personalen Sexualität und deren Störungen ableitbarer subjektiver oder primärer Leidensdruck von einem durch mannigfaltige soziale, berufliche, zwischenmenschliche oder intrafamiliäre Auswirkungen des Deliktes motivierten sekundären sozialen Leidensdruck und einem tertiären situationsabhängigen Leidensdruck abgrenzen. Diese im folgenden skizzenhaft wiedergegebenen Determinanten des Behandlungswillens fordern uns in jedem Fall zu einer eingehenden Motivationsanalyse auf, in welche die Intimpartner bzw. nächsten Angehörigen unbedingt mit einbezogen werden sollten. Außerdem ist es notwendig, die erreichbaren Aktenunterlagen durchzusehen, um daraus eventuell weitere Rückschlüsse auf die Motivation des an uns herangetragenen Behandlungswunsches zu erhalten.

Die folgende Aufstellung gibt die unterschiedlichen Determinanten des Behandlungswillens wieder:

Determinanten des Behandlungswillens

A. primärer subj. Leidensdruck
  a) ungesättigte Triebspannung
  b) Deviation

B. sekundärer sozialer Leidensdruck
  a) drohende soz. Desintegration
  b) berufliche Nachteile
  c) Verlust zwischenmenschl. Beziehungen
  d) intrafam. Auswirkungen
  e) Desintegration d. Partnerschaft

C. tertiärer situationsabhängiger Leidensdruck
  a) Erwartung günstigeren Urteils
  b) Erwartung vorzeitiger Haftentlassung
  c) erwartete Aufhebung d. Unterbringungsbeschlusses

Bei der Frage nach der Behandlungsbedürftigkeit, nach der Indikationsstellung zu einer Behandlung, ob reversibel oder irreversibel, medikamentös oder chirurgisch, sind vielerlei Faktoren zu beachten, die nur im Einzelfall zu entscheiden sind und eine mehrdimensionale Betrachtung des organischen, sexual-medizinischen und persönlichkeitsgebundenen Status immer unter Berücksichtigung der rechtlichen Voraussetzungen erfordert.

Mehrdimensionale Indikationsstellung

A. med.-organ. Befund
(Alter, intern. u. neurolog. Status, endokriner Status, hirnorg. Befund, psychiatr. Krankheit)

B. sexualmedizinischer Befund
a) Triebstärke
b) Deviation
1. Exhibitionismus
2. Heteropädophilie
3. Homopädophilie
4. seltenere Formen (Voyeur, Fetisch., masochist, oder sad. Tendenzen)

C. Primärpersönlichkeit

D. spezialpräventive Effektivität
a) dauerhaft
b) passager

E. rechtl. Voraussetzungen n. dem Kastrationsgesetz

A. Die Kenntnis der aufgezeigten Behandlungsverfahren und deren Wirkungen und Nebenwirkungen macht es verständlich, daß das Alter des Behandlungswilligen bei der Auswahl der angezeigten Therapie, wenn eine solche überhaupt notwendig erscheint, eine bedeutsame Rolle spielt. So wird man kaum einem 60jährigen erstmals wegen pädophiler Handlungen straffällig gewordenen Mann oder einem 18jährigen Jugendlichen, der wegen exhibitionistischer Handlungen aufgefallen ist, die chirurgische Kastration oder die stereotaktische Hypothalamotomie empfehlen. Ebensowenig wird man bei einem pubertierenden Jugendlichen die masturbatorische Betätigung als Zeichen der ersten altersentsprechenden Triebregungen durch Antiandrogene unterdrücken. Andererseits besteht das therapeutische Ziel bei den älteren, oft alleinstehenden pädophilen Straftätern weniger in der aktuell gemeinten Libidominderung, sondern geradezu in der Überbrückung eines allerdings begrenzten Zeitraumes, der durch das naturgemäße Erlöschen sämtlicher sexuell-erotischer Intentionen seinen Abschluß findet.

Damit ist bereits ein Aspekt angesprochen, der bei der gezielten Frage nach einer Therapie berücksichtigt werden sollte, nämlich die spezifische Prognose, die sich bei den Männern ganz anders darstellt, bei denen zum Beispiel das Kind lediglich ein Ersatzobjekt in einer momentan stimulierenden Situation darstellt, als bei solchen Straftätern, die bereits mehrfach auch im mittleren Lebensalter wegen pädophiler Handlungen straffällig geworden sind.

Die mannigfaltigen Auswirkungen der Keimdrüsenhormone auf die Stoffwechselvorgänge läßt eine vorherige internistische und endokrinologische Untersuchung zweckmäßig erscheinen, um sich im Falle einer Therapiesetzung auf die zu erwartenden Antiandrogeneffekte einstellen zu können oder eventuell einen Therapieversuch mit sehr geringen Dosen bei regelmäßigen Kontrollen zu starten. Man sollte sich jedoch bei manifesten Hormon- oder Stoffwechselstörungen nicht scheuen, die Behandlung auch bei vorhandenem Behandlungswillen und gegebener Indikation abzulehnen, um nicht kriminalprognostische Vorteile durch medikamentenbedingte somatische Nebenwirkungen auszutauschen.

Das Vorliegen einer psychiatrischen Erkrankung, einer Gemüts- oder Geisteskrankheit, macht unseres Erachtens zunächst die Therapie des Grundleidens erforderlich, ehe man eventuell im schub- oder phasenfreien Intervall im Bedarfsfalle die Frage einer zusätzlichen triebhemmenden Medikation diskutieren sollte.

B. Bei der Erhebung des sexualmedizinischen Befundes haben wir zunächst rein theoretisch zwischen den Begriffen der Triebintensität und der Triebrichtung zu unterscheiden. Hört man zuweilen in einer ersten informatorischen Exploration über passager gehäufte exhibitionistische Handlungen bei einem verheirateten Mann, so muß dahinter durchaus nicht eine gesteigerte Triebstärke stehen. In ähnlicher Weise läßt sich bei Notzuchttätern, denen der erzwungene Sexualakt ohne jegliches emotionales Engagement eventuell noch unter zusätzlich enthemmender Alkoholeinwirkung lediglich zur Befriedigung eines momentan gesteigerten Triebdruckes dient, eher seltener eine permanent gesteigerte und auch in einer festen Intimpartnerschaft zutage tretende Triebstärke finden. Besonders wichtig und nur im Einzelfall zu entscheiden ist die Frage nach dem Stellenwert der Deviation in der individuellen Daseinsgestaltung und nach der Stärke der Fixierung auf ein bestimmtes Sexualobjekt. Um diese Probleme zu erfassen und sie als Kriterien für die Wahl des Behandlungsverfahrens gangbar zu machen, bedarf es einer gezielten Exploration, die keineswegs bei der Aufzählung der speziellen Vorstrafen oder der Frequenz sexueller Vollzüge stehenbleiben darf.

Ebensowenig wie eine homosexuelle Handlung bereits Rückschlüsse auf eine Homosexualität zuläßt, ist eine sexuell motivierte Annäherung an ein Kind schon als Ausdruck einer sexuellen Deviation, einer Triebanomalie sui generis zu werten. Zuweilen ergibt sich die Diagnose einer mehr oder minder beherrschenden pädophilen Stilbildung vorwiegend aus dem Vorhandensein derartiger Neigungen, die auch in einer harmonischen und sexuell befriedigenden Intimpartnerschaft zeitlebens bestehenbleiben können. An einer Reihe von Beispielen ließe sich aufzeigen, daß verheiratete Pädophile trotz fester Partnerbindung und regelmäßiger Kohabitation unter Zuhilfenahme pädophiler Fantasien onanieren, wie überhaupt derartige Fantasievorstellungen durch den Anblick eines kindlichen Reizobjektes jederzeit anregbar bleiben und allenfalls bei passager fehlenden sexuellen Satisfaktionsmöglichkeiten aktuell werden können. In solchen Zeiten kann das in den Hintergrund gedrängte spezifisch pädophile Begehren, eventuell unter stimulierendem Alkoholeinfluß, in einer zufälligen Verführungssituation unter hoher Triebspannung zu einem pädophilen Vollzug führen, welcher dann die primären Neigungen offenbart. In vielen Fällen muß jedoch die Frage unentschieden bleiben, ob das Kind das primär affizierende Sexualobjekt darstellt oder ob es als kleiner Erwachsener fungiert, dem man sich ohne Verpflichtungen in einer günstigen Gelegenheit unter dem Mantel des Vertrautseins zuwendet. Von diesen Überlegungen ausgehend, ist in jedem Fall eine Differenzierung zwischen pädophilen Handlungen als Ausdruck einer Triebanomalie einerseits und pädophilen Reaktionen als

Ersatzhandlungen mit oder an einem Ersatzobjekt andererseits notwendig. Eine solche Unterscheidung zwischen Verhaltensweisen, die primären Neigungen entspringen, und solchen, die entweder aus der Situation oder aber aus der Lebensentwicklung heraus als Ersatzhandlungen imponieren, ist nicht nur für die Prognose sondern auch für die Indikation zu einer medikamentösen, operativen oder psychischen spezialpräventiven Beeinflussung entscheidend.

Zum gleichen Zweck müssen wir nach unseren Erfahrungen weiterhin differenzieren zwischen den sexuell devianten Männern, deren Intentionen in erster Linie vom Triebdruck bestimmt und auf rasche Satisfaktion ausgerichtet sind, die ohne innere Bedenken ihrem spezifisch ausgerichteten Verlangen nachgeben, und jenen, deren Triebanomalie im emotional-kommunikativen Bereich verankert ist und dort auch verankert bleibt.

Es ist leicht einsehbar und nach eigenen Erfahrungen zu bestätigen, daß die Art der Deviation kein Kriterium für die Anwendung eines bestimmten Behandlungsverfahrens darstellt. Als ganz globales Ergebnis unserer bisherigen Untersuchungen kann lediglich der Hinweis gelten, daß wir mit den Antiandrogenen besonders gute Erfolge bei Exhibitionisten erzielten, wobei dieser Erfolg nicht nur dem Medikament zuzuschreiben ist, sondern stärker der Tatsache, daß es sich bei diesen Delinquenten vorwiegend um beruflich eingeordnete, sozial stabile, oft verheiratete, unter ihrer Deviation leidende Männer handelt, die anders als minderbegabte oder hirnorganisch wesensveränderte Delinquenten eine ausreichende Einsicht in die Notwendigkeit einer langdauernden und kontinuierlichen Therapie besitzen. Drei homopädophile Probanden unseres Beobachtungsgutes, die nach dem Alter des bevorzugten kindlichen Sexualobjektes in die Reihe der Ephebophilen einzuordnen wären, wurden nach zahlreichen Vorstrafen und frustranen Behandlungsversuchen mit psychotherapeutischen und medikementösen Maßnahmen einer stereotaktischen Hypothalamotomie unterzogen. In allen drei Fällen wurde die allgemeine Triebspannung erheblich gesenkt und die erotisch-sexuelle Stimulierbarkeit vermindert. Ob sich in diesen Fällen die Operation im Sinne einer zuverlässigen Spezialprävention ohne sonstige Nebeneffekte auswirkt, läßt sich wegen der relativ kurzen Nachbeobachtungsdauer noch nicht mit Sicherheit bestimmen.

C. Wiederholt wurde in der Literatur die Bedeutung der Primärpersönlichkeit nicht nur im Sinne eines determinierenden Faktors für das Zustandekommen einer sexuellen Deviation, sondern auch für die Indikation und die Art der psychischen Verarbeitung der Kastrationsfolgen hervorgehoben. So wurde aus Norwegen und Dänemark über 9 Suicid-Fälle bei 604 Entmannten berichtet, bei denen sich in keinem Falle eine endogene oder erlebnisreaktive, mit dem Eingriff in unmittelbarer Beziehung stehende Depression als ursächlicher Faktor eruieren ließ. Dagegen ergab sich ein eindeutiger Zusammenhang zwischen der Primärpersönlichkeit und dem Suicid, besonders wenn es sich nach Meinung der Autoren um eine psychopathische Persönlichkeit handelte. *Palies* und *Wuite* beschrieben zwei schon präoperativ als Querulanten bekannte Delinquenten, welche $1^1/_2$ Jahre nach der Entmannung Suicid begingen. Die Autoren sahen daher in querulatorischen und paranoiden Symptomen eine Gegenindikation. Auch *Sachs* mahnte wiederholt zu erhöhter Vorsicht bei psychisch Abnormen, nachdem es bei einem Paranoiden und einem stimmungslabilen Hysteriker seines Beobachtungsgutes nach der Entmannung zu Totschlagsdelikten gekommen war. Sicher handelt es sich in diesen Fällen um Ausnahmen, die uns aber in jedem Fall bei der Auswahl der behandlungsbedürftigen und behandlungswilligen „Justizpatienten" dazu auffordern, neben der abnormen und strafrechtlich relevanten Sexualbetätigung mindestens in gleicher Weise die Artung der Primärpersönlichkeit bei der Indikationsstellung und auch der nachgehenden Betreuung zu berücksichtigen.

Orientiert man sich wie bei der kriminologischen und forensisch-psychiatrischen Untersuchung der Sexualdelinquenten nicht nur an der äußeren Praktik und Zielrichtung des sexuell devianten Verhaltens, sondern mit *Witter* auch an der Sozialschädlichkeit des Delinquenten, so lassen sich recht zwanglos 3 Gruppen bilden, in denen bestimmte Persönlichkeitsmerkmale gehäuft auftreten, deren Kenntnis für die Indikationsstellung, die Auswahl des Verfahrens und den zu erwartenden Behandlungsverlauf wichtig und für praktische Belange ausreichend ist.

Danach besteht die erste Gruppe aus den sexuell determinierten Gewalttätern, die zur Erledigung eines gerade aktuellen Triebbedürfnisses häufig unter stimulierendem Einfluß von Alkohol einen Menschen suchen und sich diesen durch Gewalt oder Drohung gefügig machen oder ihn aus sadistischen oder verdeckenden Motiven gar töten. Hier vermindern häufig objektivierbare Persönlichkeitsdefekte und Minderbegabung die Einsicht in die Notwendigkeit der Behandlung. Zum andern verhindern die mangelnde Bindungsfähigkeit, fehlendes Verantwortungsbewußtsein und die egoistisch-egozentrische Einstellung den Aufbau einer optimalen Arzt-Patienten-Beziehung und stellen sich damit einer langfristig verpflichtenden Befolgung der Behandlungsrichtlinien entgegen, zumal bei diesen, zumeist unverheirateten Delinquenten eine gesteigerte Mobilität und soziale Instabilität die äußeren Voraussetzungen zu einer dauerhaften, über Jahre hinaus reichenden Therapie noch verschlechtert.

Die zweite Gruppe umfaßt die Täter, die eine Widerstandsunfähigkeit ihrer Opfer, zumeist Kinder, zur Duldung oder Ausführung sexueller Handlungen ausnutzen. Unter den Pädophilen wird die Gefährlichkeit der älteren Männer meist verkannt. Die Delikte sind hier als Ausdruck von Abbau und altersbedingter Enthemmung und vitaler Schwäche anzusehen und lassen eine Gewaltanwendung vermissen. In solchen Fällen wird die Indikationsstellung schon insofern durch das Alter begrenzt, als sich eine stereotaktische Hypothalamotomie zumeist nicht mehr bei älteren, über 50jährigen Männern mit beginnendem hirnatrophischen Prozeß durchführen läßt. Eine medikamentöse Behandlung setzt eine hinreichende Beaufsichtigung und Kontrolle durch Pflegepersonen oder Familienangehörige voraus.

Zur dritten Gruppe kann man neben den Exhibitionisten auch einige der pädophilen Täter zählen, bei denen Selbstunsicherheit, Hemmung, Introvertiertheit und Minderwertigkeitsgefühle als Wesenseigenart imponieren und den Begriff des „Delikts aus Schwäche" rechtfertigen. In dieser dritten Gruppe finden sich besonders viele Täter, die ihre Deviation als Konflikt erleben und eine Beseitigung der Konfliktkonstellation wünschen. Dabei darf man jedoch im Einzelfall nicht übersehen, daß die erektive Potenz allgemein als „Zeugnis der Männlichkeit" empfunden wird. Es verwundert daher nicht, daß besonders selbstunsichere und mit Minderwertigkeitsgefühlen belastete Männer dieser Gruppe, deren intrafamiliäre Position schon eventuell durch vorangegangene Delikte geschwächt ist, auf die durch Medikamente bedingte Erektionsschwäche mit Verstimmungen und Selbstwertzweifeln reagieren, wodurch die Bereitschaft zur Weiterbehandlung beeinträchtigt werden kann. In solchen Fällen ist daher eine enge psychotherapeutisch orientierte Führung des Patienten und dessen Intimpartnerin notwendig, besonders dann, wenn der therapiebedingten Potenzschwäche des Mannes eine gesteigerte sexuelle Anspruchshaltung der Partnerin gegenübersteht und zu Konflikten führen kann. Falls ein Exhibitionist nach mehrfachen Vorstrafen unbedingt und auch nach vorhergegangener Aufklärung die Kastration oder einen hirnchirurgischen Eingriff wünscht, so ist die Frage der Freiwilligkeit dieses Entschlusses besonders sorgfältig und unter Abwägung aller Faktoren, die als Forderungen von der Außenwelt an ihn herangetragen werden, zu prüfen. Grundsätzlich beginnen wir bei Exhibitionisten mit einer medikamentösen Triebhemmung, die gerade in dieser Delinquentengruppe zu besonders guten und langanhaltenden Erfolgen geführt hat.

D. Wendet sich ein behandlungswilliger und behandlungsbedürftiger Mann mit dem Verlangen um Hilfe an uns, so haben wir uns zunächst zu fragen, was durch eine somatische Therapie erreicht werden soll. Wie bereits beschrieben, ist nur in seltensten Fällen, über die namentlich *Laschet* berichtete, durch Antiandrogene ein dauerhafter, über die Medikation hinausreichender spezialpräventiver Effekt zu erzielen. Wenn wir nun entgegen diesen Erkenntnissen Exhibitionisten, Pädophile und auch mehrfach rückfällige Notzuchtstäter zunächst in unser Behandlungsprogramm mit Antiandrogenen aufnehmen, so geschieht dies einmal in Ermangelung ähnlicher erfolgversprechender Verfahren. Zum anderen erklärt sich ein behandlungsbedürftiger Patient eher zu einer weniger verpflichtenden und einschneidenden Maßnahme bereit als zur Vornahme einer endgültige Verhältnisse schaffenden Kastration oder Hypothalamotomie, zumal die medikamentöse Therapie leichter steuerbar und in ihren Wirkungen und Auswirkungen reversibel ist. Gerade der letztgenannte Aspekt zeigt jedoch die Risiken einer medikamentösen Triebhemmung auf, da ein eigenmächtiger, durch welche Faktoren auch immer begründeter, Abbruch der Behandlung die devianten Neigungen und damit die Gefahr von Rückfällen in gleicher Intensität wieder zutage treten läßt. Verständlicherweise ist das Risiko bei solchen Tätern besonders groß, deren bisheriges Sexualverhalten eine erhebliche Sozialschädlichkeit, eine Gefahr für die Umwelt, erkennen ließ, wie zum Beispiel bei Notzuchtstätern oder sadistisch gefärbten Pädophilen. Unter alleiniger Berücksichtigung dieses Gesichtspunktes wäre das Vorliegen einer die Umwelt gefährdenden Deviation oder eine zu bestimmten Sexualdelikten disponierten Persönlichkeitsartung gleichzusetzen mit der Indikation für eine irreversible somatische Behandlung, während sich zum Beispiel für einen Exhibitionisten eine medikamentöse Behandlung anbieten würde.

Eine solche, allein am Gedanken der Spezialprävention orientierte Verfahrensweise erscheint schon deshalb nicht allgemein praktikabel, weil das Prinzip der Freiwilligkeit unbedingt oben anstehen muß, und zwar auch dann, wenn wir in einer chirurgischen Intervention die einzige Chance für das Ausbleiben von Rückfällen sehen, der Behandlungswillige aber einen solchen Eingriff strikt ablehnt.

Somit bleibt in den meisten Fällen die medikamentöse Triebhemmung trotz aller Risiken und Unsicherheitsfaktoren die Methode der Wahl, hinter der beim Scheitern eines Therapieversuches immer noch die operativen Verfahren als weitere Möglichkeit stehen.

Ihre vorrangige Bedeutung hat die Behandlung mit Antiandrogenen insbesondere in den Fällen, in denen die Dauer der Behandlung durch hormonale Umstellungsvorgänge, wie zum Beispiel in der Involution oder in der Pubertät, durch das vorübergehende Fehlen adäquater Satisfaktionsgelegenheiten oder durch eine Häufung stimulierender Faktoren in einem bestimmten Zeitraum begrenzt ist. Außerdem halten wir die Behandlung während einiger Monate vor und nach einer chirurgischen Kastration zur Überbrückung bestimmter Labilitätsphasen oder gleichsam als Versuchsballon vor geplanter Durchführung einer chirurgischen Kastration für angezeigt.

E. Laut Begriffsbestimmung ist die Kastration im Sinne des Gesetzes über die freiwillige Kastration und andere Behandlungsmethoden vom 15. 8. 1969 eine gegen die Auswirkungen eines abnormen Geschlechtstriebes gerichtete Behandlung, durch welche die Keimdrüsen eines Mannes absichtlich entfernt oder dauernd funktionsunfähig gemacht werden. Damit sind die rechtlichen Voraussetzungen für die Durchführung einer „medikamentösen“ oder chirurgischen Kastration bestimmt, während die stereotaktische Hypothalamotomie, die nicht zum Funktionsausfall der Keimdrüsen führt, nicht der vorherigen Genehmigung durch eine Gutachterstelle bedarf und an keine Altersbegrenzung gebunden ist.

Abschließend wäre noch zu betonen, daß die somatischen Behandlungsverfahren durchaus nicht in der Lage sind, die Sexualkriminalität generell einzudämmen. Sie können allenfalls in Einzelfällen die Gefahr von Rückfällen vermindern oder beseitigen, allerdings auch nur dann, wenn die Indikation präzise, d. h. unter Berücksichtigung aller in der Persönlichkeit, in der Sexualorganisation und in der Umweltkonstellation des Betroffenen gelegenen Faktoren gestellt wird und sich die Therapie nicht auf die Ausgabe von Medikamenten oder den chirurgischen Eingriff beschränkt, sondern darüber hinaus die vorhandenen Möglichkeiten einer psychagogischen Führung oder einer psychotherapeutisch orientierten Betreuung ausgenutzt werden.

Staatliche Sanktionsmechanismen und Therapiekonzepte bei Drogengeschädigten — ein unauflösbarer Konflikt?

Heike Hans Jung

Vorbemerkung

Will man sich heutzutage zu dem Thema „Rauschmittelsucht" äußern, so bedarf dieses Unterfangen einer gewissen Rechtfertigung, wird doch die sog. „Rauschgiftwelle" begleitet und überlagert von einer Flut von Veröffentlichungen[1].

Es steht mir nicht an, diese Veröffentlichungen, die sich in der Mehrzahl mit den „weichen" Drogen und deren Gefährlichkeit befassen, zu ordnen oder gar zu gewichten. Eine auch nur in Ansätzen unvoreingenommene Bestandsaufnahme zu erstellen, wäre ohnehin ein überaus mühseliges Unterfangen, da es sich um ein Phänomen handelt, bei dessen Behandlung man offenbar glaubt, ohne weltanschauliche Begleitmusik nicht auskommen zu können[2]. Auf der einen Seite wird der Untergang der westlichen Zivilisation heraufbeschworen, auf der anderen das neue Bewußtsein propagiert. Sich in einer solchen, nach wie vor durch die Seltenheit wissenschaftlich exakter Untersuchungen gekennzeichneten Landschaft zu bewegen, fiele ausgesprochen schwer. Die vorhandenen Spekulationen um eine weitere zu vermehren, würde aber niemandem dienen. Stattdessen soll hier ein Aspekt des gesamten Problemkreises angesprochen werden, der zwar auch andernorts schon gesehen und behandelt wurde, dem jedoch nach meinem Dafürhalten in der Gesamtdiskussion bislang nicht das richtige Gewicht beigemessen wurde. Es soll nämlich aufgezeigt werden, in welchem Umfang eine sinnvolle Behandlung Rauschmittelsüchtiger gegenwärtig überhaupt möglich ist. Es geht dabei um die Effizienz staatlicher Maßnahmen im Bereich der Suchtbekämpfung. Dazu gilt es, zunächst einmal die staatlichen Sanktions- und Reaktionsmechanismen gegenüber Rauschmittelsüchtigen darzustellen (I), um sie sodann mit den gängigen therapeutischen Konzepten, die — jedenfalls in den Grundzügen — weitgehend außer Streit sind, zu konfrontieren (II). Nach einem kurzen Überblick über die in diesem Zu-

---

[1] Nach *Goode* in: *Goode* (ed.), Marijuana, Atherton Press, New York 1969, S. XI, umfaßte schon im Jahre 1965 eine Bibliographie der Vereinten Nationen allein zu dem Stichwort „Marihuana" 1860 Titel.

[2] Vgl. in diesem Zusammenhang auch *Waldmann*, Phantastika im Untergrund, 1970, S. 12 f.

sammenhang auftauchenden Finanzierungsfragen (III) sollen schließlich die Möglichkeiten und Grenzen der Behandlung Rauschmittelsüchtiger in der BRD abgesteckt und erforderlichenfalls Änderungsvorschläge gemacht werden (IV).

I. Die staatlichen Sanktions- oder Reaktionsmechanismen

1. Straftatbestände

Ohne die Bedeutung der Beschaffungskriminalität und der Bestrafungen nach § 330 a StGB zu verkennen, müssen im Vordergrund unserer Betrachtungen die Straftatbestände des Betäubungsmittelgesetzes stehen; denn sie stellen die spezifischen strafrechtlichen Reaktionen gegen die Rauschmittelsucht und ihre Verbreitung dar. Die Änderung und Neugliederung der Strafbestimmungen des früheren Opiumgesetzes war auch der zentrale Punkt der Novelle vom 22. 12. 1971, die wie auch das Programm der Bundesregierung zur Bekämpfung des Drogen- und Rauschmittelgebrauchs[3] im Bundestag einstimmig verabschiedet wurde. Nach dem Selbstverständnis der Bundesregierung ist sie als erster gesetzgeberischer Schritt zur wirksamen Eindämmung des illegalen Handels mit Rauschmitteln zu verstehen[4] In diese Richtung geht die in § 11 Abs. 4 vorgesehene Möglichkeit, in besonders schweren Fällen Freiheitsstrafe bis zu 10 Jahren zu verhängen. Die erklärte Intention des Gesetzgebers, den Händler möglichst hart zu treffen, den sog. „passiven Täter", den Konsumenten also, aber milde zu beurteilen, ist indessen nicht in allen Punkten konsequent durchgeführt worden. Bezeichnenderweise war schon die Möglichkeit, bei Tätern, die Rauschmittel lediglich zum eigenen Gebrauch in geringen Mengen besitzen oder erwerben, von Strafe abzusehen, bis zuletzt umstritten. Im Regierungsentwurf selbst war sie zunächst entgegen einer dahingehenden Ankündigung des Bundesministers für Jugend, Familie und Gesundheit nicht vorgesehen[5].

Schon in der ersten Lesung wurde das Bedürfnis für eine derartige Regelung betont[6], auf Anregung des Gesundheitsausschusses fand sie schließlich auch Eingang in das Gesetz[7]. Das ist sicher zu begrüßen. Ob die Gerichte nämlich über die vorhandenen Möglichkeiten zur Einstellung des Verfahrens nach § 153 Abs. 2 oder 3 StPO wirklich, wie teilweise vermutet wurde[8], das Gleiche hätten erreichen können, erscheint zumindest für Er-

[3] Dazu auch Bulletin der Bundesregierung vom 14. 11. 1970, Nr. 158, S. 1661 ff.

[4] S. a. *Jahn*, Die Rechtsgrundlagen für die Bekämpfung der Rauschmittelsucht, Bulletin der Bundesregierung vom 13. 4. 1972, S. 741, 743.

[5] Einzelheiten bei *Waldmann-Boehm-Mroczowski*, JZ 1971, 612; vgl. in diesem Zusammenhang auch *Schmitt*, Maurach-Festschrift, S. 113, 126; s. a. *Strobel*, BT-Prot. VI, S. 6357.

[6] Vgl. v. a. *Meinecke*, BT-Prot. VI, S. 6358.

[7] Vgl. dessen Schriftl. Bericht zu BT-Dr. VI/2673, insbes. S. 5; dazu auch *Dietze*, GA 1972, 129, 131.

[8] S. *Strobel*, ebenda und BT-Dr. VI/1877, Amtl. Begr., S. 8.

wachsene im Hinblick auf die andersgearteten tatbestandlichen Voraussetzungen dieser Bestimmungen zweifelhaft[9].

Von dieser Verbeugung an den Gedanken der Entkriminalisierung abgesehen hat die Novelle aber zu einer derartigen Perfektionierung des Sanktionskataloges geführt, daß man unwillkürlich an manche Passagen im E 1962 erinnert wird. Als Konzession an die Strafverfolgungsbehörden wird in § 11 Abs. 1 Nr. 4 schon der bloße illegale Besitz von Betäubungsmitteln und damit mittelbar deren Genuß mit Strafe bedroht. Ist dieser Ansatz (scil. die Bestrafung des Besitzes) schon in sich höchst fragwürdig[10], so wenden sich *Waldmann-Boehm-Mroczowski*[11] zudem mit Recht gegen die Verwendung des Begriffes „Besitz" im Hinblick darauf, daß darunter gerade nicht der Besitz im Sinne des § 854 BGB, sondern ein „kausales Verhältnis" im Sinne eines tatsächlichen Herrschaftsverhältnisses wie bei § 246 StGB verstanden werden soll[12]. Damit wirkt die Bestimmung insgesamt betrachtet wie eine Beweislastumkehr zu Lasten des Betroffenen[13].

Die gesetzgeberische Begründung nimmt sich bei einem derart folgenschweren Schritt ausgesprochen dürftig aus. Sie erschöpft sich nämlich in einem offenen Bekenntnis zur Erleichterung der Strafverfolgung und dem Hinweis auf die Verpflichtung aus dem Internationalen Opiumabkommen von 1925, die auch nach der sog. „Single Convention" fortbestünde[14]. Bei der Verabschiedung des Opiumgesetzes im Jahre 1929 hat man aber den Druck dieser Verpflichtung offenbar noch nicht verspürt.

---

[9] Daß im Entwurf ein fakultatives Absehen von Strafe nicht vorgesehen war, war im Schrifttum allenthalben auf Kritik gestoßen; vgl. *Kreuzer*, ZRP 1971, 111, 113 und *Waldmann-Boehm-Mroczowski*, S. 612.

[10] S. a. *Schultz*, Schweizerische Juristen-Zeitung 1972, 229 ff.

[11] S. 613.

[12] BT-Dr. VI/1877, Amtl. Begr., S. 9.

[13] Mißverständlich insoweit aber *Dietze*, S. 130, dessen Formulierung „Die Illegalität des Besitzes wird in allen anderen Fällen zu Lasten des Betroffenen gesetzlich vermutet, während sie bisher nachgewiesen werden mußte" den Anschein erweckt, als enthalte 11 Abs. 1 Nr. 4 zusätzlich eine Beweisvermutung. Die Beweiserleichterung betrifft jedoch nur den vorherigen illegalen Erwerb eines Betäubungsmittels; dazu BT-Dr. VI/1877, Amtl. Begr., S. 9. Freilich führt das in allen Fällen zufälliger tatsächlicher Sachherrschaft über Rauschmtitel faktisch zu einer Verschlechterung der Beweislage, nicht jedoch zu einer echten Umkehr der Beweislast, worauf offenbar auch *Waldmann-Boehm-Mroczowski*, S. 613, abzielen.

[14] BT-Dr. VI/1877, Amtl. Begr., S. 9. Ob die Formulierung des Art. 36 der ‚Single Convention' "Subject to its constitutional limitations each Party shall adopt such measures as will ensure that ... possession ... of drugs contrary to the provisions of this Convention ... shall be punishable offences when committed intentionally, and that serious offences shall be liable to adequate punishment particularly by imprisonment or other penalties of deprivation of liberty." wirklich zur Sanktionierung des illegalen Besitzes mit Freiheitsstrafe zwingt, mag dabei hier dahinstehen (vgl. BT-Dr. VI/3612; jetzt BT-Dr. 7/126); s. zur ‚Single Convention' auch *Schultz*, S. 232 und Knopp, Soziale Arbeit 1972, 433, 437.

Die nämliche Tendenz zur Perfektionierung kommt auch in § 11 Abs. 1 Nr. 7 zum Ausdruck. Danach wird derjenige bestraft, der einem anderen Betäubungsmittel verabreicht oder zum Genuß überläßt, ohne daß dies im Rahmen einer ärztlichen Behandlung oder zu einem vom Bundesgesundheitsamt genehmigten wissenschaftlichen Zweck geschieht. Damit sollen vor allem das Einspritzen und das sonstige Applizieren eines Betäubungsmittels geahndet werden, die bislang straflos blieben, weil es sich in der Regel weder um eine Abgabe, noch um ein Inverkehrbringen, noch um eine Veräußerung handelte. Wenn man dann noch liest, daß für das Überlassen sogar das bloße Weiterreichen des Betäubungsmittels bei einer Party ausreichen soll[15], wird vollends offenbar, mit welcher Akribie der Gesetzgeber die Strafbarkeitslücken gerade im Bereich der Konsumenten geschlossen hat[16], obwohl erklärtermaßen mit der Reform des Gesetzes zumindest auch zu deren Entkriminalisierung beigetragen werden sollte. Das letzte Glied in dieser Kette problematischer Neuerungen stellt § 11 Abs. 1 Nr. 8 dar. Nach Auffassung des Gesetzgebers gebührt demjenigen, der einem anderen Gelegenheit zum illegalen Rauschgifthandel verschafft oder gewährt, die gleiche Strafe wie demjenigen, der selbst Handel treibt[17]. Damit werden aber nicht nur die Halter der Umschlagplätze, sondern erneut die Verbraucher getroffen, die sich untereinander Bezugsquellen mitteilen. Nur am Rande sei bemerkt, daß § 11 Abs. 5 in den Fällen des § 11 Abs. 1 Nr. 7 und 8 keine Anwendung findet, eine Einstellung nach dieser Vorschrift also nicht in Betracht kommt[18].

Bei dieser Gesetzeslage kommt der Berufung auf die Entkriminalisierung des Konsumenten kaum mehr als der Charakter einer „protestatio facto contraria" zu. Daß die Trennung der „gewissenlos ausgebeuteten Verbraucher" von den „skrupellosen" Händlern in der Praxis zu großen Schwierigkeiten führt, soll nicht geleugnet werden. Dann hätte man aber ehrlicherweise den Gesichtspunkt der Entkriminalisierung des Konsumenten nicht derart in den Vordergrund spielen dürfen, um damit vielleicht bei jenen um Unterstützung zu werben, die der Novelle im Hinblick auf die ungenügende Absicherung der Strafbarkeitsvoraussetzungen ohnehin skeptisch gegenüberstanden. Auch soweit jetzt im Entwurf eines Ersten Gesetzes zur Reform des Strafverfahrensrechts[18a] zusätzlich die Möglichkeit der Einstellung bei weniger schwerwiegenden Straftaten nach dem BetäubungsmittelG vorgesehen ist, wenn der Betreffende zur Aufdeckung oder Verfolgung besonders schwerer Straften auf diesem Gebiet beiträgt, so stand dabei nicht etwa der Gesichtspunkt der Entkriminalisierung Pate, sondern

---

[15] BT-Dr. VI/1877, Amtl. Begr., S. 9.

[16] So auch *Waldmann-Boehm-Mroczowski*, S. 613.

[17] BT-Dr. VI/1877, Amtl. Begr. S. 9.

[18] Hierzu auch *Dietze*, S. 136.

[18a] BT-Dr. VI/3478; unterdessen ist der Entwurf als BT-Dr. 7/551 neu eingebracht worden.

der Gedanke, zum besseren Erfolg polizeilicher Ermittlungstätigkeit beizutragen[19].

2. Unterbringungsrecht

Rauschmittelsucht ist regelmäßig eine Voraussetzung der Unterbringung nach den verschiedenen Unterbringungsgesetzen der Länder. Das saarländische und das nordrhein-westfälische Gesetz seien hier, weil sie beide neueren Datums sind, beispielhaft herausgegriffen. Rechtsgrundlage ist im Saarland § 1 Abs. 1 des Gesetzes über die Unterbringung von psychisch Kranken und Süchtigen (Unterbringungsgesetz)[20]. Danach können rauschgift- oder alkoholsüchtige Personen[21] gegen oder ohne ihren Willen in einer psychatrischen Krankenanstalt oder einer sonst geeigneten Anstalt untergebracht werden, wenn sie die öffentliche Sicherheit oder Ordnung, ihr Leben oder ihre Gesundheit erheblich gefährden und die Gefahr nicht auf andere Weise abgewendet werden kann. Die Formulierung läßt erkennen, daß die erhebliche Selbstgefährdung wie auch in Rheinland-Pfalz und Schleswig-Holstein als eigenständiger Unterbringungsgrund ausgestaltet ist. Damit soll ein verstärkter Schutz des Kranken vor sich selbst erreicht werden. Zugleich wird der Rechtsprechung die Möglichkeit eröffnet, sich von dem als zu eng empfundenen polizeirechtlichen Ausgangspunkt zu lösen[22]. In der praktischen Konsequenz jedenfalls bedeutet das, daß jeder Süchtige untergebracht werden kann, vielleicht mit Ausnahme derer, deren Sucht gerade im Entstehen begriffen ist.

Das nordrhein-westfälische Gesetz über Hilfen und Schutzmaßnahmen bei psychischen Krankheiten (PsychKG)[23] bietet einen differenzierteren Reaktionskatalog, indem es für suchtkranke Personen zunächst Hilfen, in zweiter Linie erst, soweit Anhaltspunkte für eine Selbst- oder Allgemeingefährdung vorliegen, eine zwangsweise Untersuchung und erst als ‚ultima ratio' beim Vorliegen erheblicher Selbstgefährdung die Unterbringung vorsieht (vgl. § 1 PsychKG). Dem nordrhein-westfälischen Gesetzgeber kam es dabei darauf an, die gesundheitliche Hilfe frühzeitig einsetzen zu lassen, um auf diese Art und Weise die betroffenen Personen möglichst vor der Unterbringung selbst zu bewahren. Vorbeugende und nachgehende Betreu-

---

[19] Vgl. *Jahn*, S. 744 f. u. *Hertweck*, Kriminalistik 1972, 268; sowie BT-Dr. 7/551, Amtl. Begr., S. 70.

[20] Ges. Nr. 896 vom 10. Dez. 1969, ABl. Saar 1970, 22; Näheres zu dem Gesetz bei *Jung*, Saarl. Ärzteblatt 1970, 265.

[21] Von seiten der im Gesetzgebungsverfahren angehörten Psychiater waren gegen diese Formulierung Bedenken erhoben worden. Ihrem Vorschlag zur Erfassung der „Medikamentensüchtigen" generell von „Suchtkranken" zu sprechen, wurde jedoch nicht entsprochen, da der unterbringungsrechtliche Rauschgiftbegriff ohnehin extensiv interpretiert würde; vgl. *Wicklmayr*, Saarl. Landt.-Prot. V, S. 2156.

[22] Dazu Saarl. Landt.-Dr. V Nr. 1070, Amtl. Begr., S. 9 f.

[23] Ges. vom 2. Dez. 1969, GVBl. 872; dazu *Kroll*, FamRZ 1969, 142 und FamRZ 1970, 242 und die unlängst erschienene Kommentierung von *Parensen*, Die Unterbringung Geistes- und Suchtkranker, 1972.

ung sollen also die rein defensiven Abwehrmaßnahmen gegenüber psychisch Kranken aus sozialstaatlichen Erwägungen auf ein Minimum beschränken[24].

3. Sonstige Reaktionen

a) Darüber hinaus ist es natürlich möglich, über die Anordnung einer Pflegschaft eine Krankenhausunterbringung zu erreichen. Dieser Weg wird allerdings meist nicht gangbar sein, weil die Zustimmung des Pfleglings erforderlich ist, sofern man sich, was der Regelfall sein dürfte, mit ihm noch verständigen kann.

b) Nach dem BSHG kann niemand mehr zwangsweise zu dem Zweck untergebracht werden, ihn mit Hilfe des Freiheitsentzugs an regelmäßige Arbeit zu gewöhnen und ihn so auf ein „geordnetes Leben" hinzuführen. Das BVerfG hat bekanntlich den dahingehenden § 73 Abs. 2 und 3 für verfassungswidrig erklärt, weil es dabei weder um den Schutz der Allgemeinheit noch um den Schutz des Betroffenen geht, sondern einzig um dessen Besserung[25].

c) Soweit es sich um Jugendliche handelt, kommen die Sanktionsmöglichkeiten des JWG, nämlich Erziehungsbeistandschaft, freiwillige Erziehungshilfe und Fürsorgeerziehung (FE), in Betracht, wobei die Anordnung der FE an das Kriterium der Verwahrlosung oder der drohenden Verwahrlosung geknüpft ist (§ 64 JWG). Unter „Verwahrlosung" im Sinne des JWG wird ein erhebliches Sinken des geistigen, sittlichen und körperlichen Zustandes des Minderjährigen unter den Durchschnitt verstanden. Freilich läßt sich der Drogenmißbrauch nicht schon ohne weiteres als Verwahrlosungserscheinung klassifizieren. Dagegen spricht die multifaktorielle Genese der Rauschmittelsucht[26].

d) Zur Abrundung des Bildes sei noch auf die Tätigkeit der Gesundheitsämter in diesem Bereich hingewiesen. Nach dem „Gesetz zur Vereinheitlichung des Gesundheitswesens"[27] obliegt ihnen die Fürsorge für Süchtige. Ihre Tätigkeit ist dabei weitgehend beratender Natur. Es sollen Sprechstunden abgehalten, Hausbesuche gemacht, Verhaltensunterweisungen gegeben und Statistiken geführt werden. Die Erfüllung selbst dieser bescheidenen Aufgaben scheitert aber oft an der personellen Besetzung der Ämter. So kann es geschehen, daß in vielen Ämtern die betreffenden Ärzte erst

---

[24] Vgl. Land.-Dr. NRW VI/275, Amtl. Begr., S. 22 f.

[25] S. BVerfG NJW 1967, 1795, 1800.

[26] So auch *Stutte*, MSchKrim. 1971, 137, 142, der mit Recht darauf hinweist, daß „Verwahrlosung" zu einem schillernden Begriff geworden ist.

[27] Vom 3. 7. 1934, RGBl. I, 531, 794; vgl. in diesem Zusammenhang auch § 4 Abs. 12 1. DVO vom 6. Februar 1935 (RGBl. I, 177): „Den Kampf gegen die Rauschgiftsucht ... hat das Gesundheitsamt dadurch zu unterstützen, daß es den Verbänden, die sich mit der Fürsorge für Süchtige befassen, die ärztlich-wissenschaftlichen Grundlagen für ihre Fürsorgemaßnahmen gibt." Heute hat sich hier das Verhältnis eher umgekehrt.

und ausschließlich im Rahmen einer für das Unterbringungsverfahren benötigten Begutachtung mit Süchtigen konfrontiert werden.

II. Therapeutische Konzepte

Zur Beantwortung der Frage, ob auf dem Hintergrund dieser gesetzlichen Ausgangslage überhaupt eine sinnvolle Therapie möglich ist, muß zunächst geklärt werden, welche Therapieformen überhaupt in Betracht kommen. Ohne damit eine Kategorisierung verbinden zu wollen, lassen sich im wesentlichen vier therapeutische Konzepte unterscheiden, die häufig kombiniert werden.

1. Der physische Entzug

Die körperliche Entgiftung ist gewissermaßen die konventionelle Behandlung Drogenabhängiger. Die Dauer der Entgiftungsphase wird nicht überall einheitlich beurteilt. Die Angaben schwanken von einer bis zu sechs Wochen[28]. Bei fortgeschrittenen Drogenkonsumenten hat sich diese Form der Behandlung zur Bekämpfung der Sucht allein angewandt als unwirksam erwiesen. Man spricht von einer Rückfallquote von 98 %[29]. Den sonstigen Therapiekonzeption wird regelmäßig aber eine körperliche Entgiftung vorausgehen müssen, da nur so die Voraussetzungen für eine längerfristige Rehabilitation geschaffen werden können[29a].

2. Motivationstherapie

Aus der Erkenntnis der Wirkungslosigkeit des konventionellen Entzuges hat sich jene Form der Therapie entwickelt, die von *Schönhöfer* als Motivationstherapie[30], von anderen schlicht als Entwöhnung oder psychischer Entzug bezeichnet wird. Es existieren eine Reihe von Plänen und Vorstellungen über den Ablauf der Motivationstherapie[31]. In jedem Falle wird

[28] Vgl. dazu z. B. Bericht des Arbeitskreises III in: Drogenprobleme aktuell, S. 59 und *Adler-Ball*, Journal of Offender Therapy, 1972, 13, 16.

[29] S. „Der Spiegel" 1972, Nr. 49, S. 49; dazu auch *Schönhöfer*, Saarl. Ärzteblatt 1971, 349, 451 und *Leuner*, Nervenarzt 42 (1970), 290 sowie *Feldmann-Bange*, Praxis der Kinderpsychologie und Kinderpsychiatrie 1972, 31 und *Wanke*, Saarl. Ärzteblatt 1971, S. 539, 541.

[29a] Neuerdings geht man immer mehr dazu über, integrierte „Rehabilitationsketten" anzubieten; dazu *Täschner*, RdJuB 1973, 73, 74; s. a. Irle, Med. Klin. 1972, 1318, 1321.

[30] *Schönhöfer*, Saarl. Ärztebl. 1971, S. 351.

[31] Vgl. z. B. *Schönhöfer-Plan* in: Drogenprobleme aktuell, S. 28 oder die Modellkonzeption vom *Schmidtobreick*, Jugendwohl 1972, 81. Die bei *Adler-Ball*, S. 14 f. als separate Behandlungsmodalitäten aufgeführten „Individual Counseling", „Rap Houses", „Therapeutic Communities", „Religious Communities" und „Social Action" können im Grunde als besondere Erscheinungsformen der Motivationstherapie verstanden werden.

sie als eine Art Langzeitmaßnahme begriffen, die darauf abstellen muß, einen kontinuierlichen therapeutischen Kontakt mit den Gefährdeten und Geschädigten der Drogenszene einzuleiten und aufrechtzuerhalten[32]. Man befindet sich allenthalben wohl noch in der Phase des kontrollierten Experiments. Allerdings ist man sich darin einig, daß es sich beim Rauschmittelkonsum vor allem um ein soziales Problem handelt, dem mit sozialtherapeutischen und sozialpädagogischen Mitteln begegnet werden muß.

Die Hilfen müssen auf den individuellen Drogenkonsumenten abgestimmt sein. Nur ein differenziertes und weitgespanntes Netz von therapeutischen Angeboten kann den vielfältigen Entstehungsbedingungen und Ausprägungen der Drogenabhängigkeit einigermaßen gerecht werden. Das setzt natürlich eine komplexe Diagnostik im psychiatrischen, psychologischen und sozialen Bereich voraus[33]. Auf einen groben Nenner gebracht, zielt die Therapie darauf ab, die Erwartungshaltung gegenüber den Drogen zu verringern[34]. Da die Aufgabe des Rauschmittelkonsums für den jungen Menschen zugleich die Aufgabe des Lebens in seinem bisherigen sozialen Bezugsfeld bedeutet, ist man bemüht, statt des üblichen Kataloges positiver und negativer Sanktionen mit ihm zusammen eine Alternative zu erarbeiten und zu erleben. Zielpunkt ist die soziale Selbständigkeit, so daß die Therapie den Drogenabhängigen mit der Realität konfrontieren muß und ihn nicht einfach gewissermaßen in eine neue Existenz hineinmanipulieren darf[35]. Daß der Einstieg angesichts der mangelnden Motivation insbesondere bei fortgeschrittenen Konsumenten schwierig ist, bedarf keiner weiteren Begründung.

Am ehesten noch kann es gelingen, wenn an Strukturen und Formen angeknüpft wird, die dem Drogenabhängigen vertraut sind, wobei man schon bei der Wortwahl behutsam sein muß. „Sport" wird z. B. nicht ankommen, vielleicht aber „Bewegungstherapie"[36]. Sowohl Einzel- als auch Gruppentherapie werden angewandt. In fast allen Konzepten wird der therapeutischen Wohngemeinschaft zentrale Bedeutung beigemessen. Eine gewisse Berühmtheit haben in diesem Zusammenhang auch jene Selbsthilfeeinrichtungen wie Daytop und Synanon erlangt. Es handelt sich dabei um Lebensgemeinschaften (ehemaliger) Drogenabhängiger, die durchweg repressiv arbeiten und völlige Abstinenz fordern, was man jedenfalls in den Anfängen von den ohnehin nur mit Abstrichen vergleichbaren deutschen Release-Zentren nicht sagen konnte[36a].

Es sollte nicht verhehlt werden, daß exakte Angaben über Therapieerfolge einstweilen kaum gemacht werden können. Konsens besteht freilich

---

[32] Dazu auch *Bschorr*, in: Drogenprobleme aktuell, S. 13, 14.
[33] *Wanke*, S. 450.
[34] *Schönhöfer*, in: Drogenprobleme aktuell, S. 23, 24.
[35] Ders., ebenda, S. 25.
[36] So auch *Wanke*, S. 541.
[36a] Zu ‚Release' als Therapiekonzeption vgl. insb. *Metzger-Preziger*, RdJuB 1973, 79, 82.

darüber, daß ohne die eine oder andere Form der soziotherapeutischen Betreuung von vornherein überhaupt keine Chance besteht. Es muß auch gesagt werden, daß diese Behandlungsform mit hohen Unkosten verbunden ist. Denn man wird das Verhältnis zwischen Therapeuten und Drogenabhängigen, soweit es sich um einen klinikartigen Betrieb handelt, bei 1 : 1 anzusetzen haben[37]. Bei therapeutischen Wohngemeinschaften wird häufig ein Verhältnis 1 : 2 bis 1 : 5 genannt[38].

Die äußeren Organisationsformen, in denen Motivationstherapie betrieben wird, sind ausgesprochen buntscheckig und reichen von mit staatlichen Mitteln eingerichteten Drogenkliniken, wie sie z. B. für Bayern geplant sind[39], über die sehr locker organisierten Release-Zentren bis hin zu eben jenen Wohngemeinschaften, wie sie in diesen Tagen in großer Zahl entstanden sind.

3. Die Methadonbehandlung

Eine ebenso interessante wie umstrittene Form der Behandlung ist die mit Methadon. Dieses Verfahren wird als „Rehabilitation ohne Heilung"[40] bezeichnet. Methadon ist nämlich selbst ein Opiat, allerdings von weitaus längerer Wirkungsdauer als z. B. Heroin. Durch die Methadonbehandlung wird eine allmähliche Sättigung des Körpers und damit eine gewisse Toleranz gegen die gesuchte euphorische Wirkung angestrebt. Die Drogenabhängigkeit bleibt. Methadon führt lediglich zu einer Stabilisierung, die durch soziale Hilfen abgesichert wird.

Die mit der Drogenbeschaffung verbundenen Probleme und die aus der intravenösen Selbstapplikation von Drogen erwachsenen Schäden werden weitgehend vermieden. Die Möglichkeit ambulanter Behandlung fördert die berufliche Reintegration. Offen bleibt einstweilen, ob nicht im Ergebnis eine Form der Abhängigkeit durch die andere ersetzt wird. Indessen nimmt die ‚short-term methadone unit' in verschiedenen amerikanischen Modellen als eine Art Vorschalteinheit offenbar einen festen Platz ein[41]. Eine ‚long-term methadone maintenance' findet vor allem Verwendung bei Süchtigen, die schon mehreren konventionellen Entziehungskuren unter-

---

[37] *Wanke*, S. 359 geht für das Ausland sogar von einem Verhältnis von 2 Therapeuten auf einen Abhängigen aus. Bei den geplanten Drogenkliniken in Bayern wird ein Verhältnis von einem Abhängigen auf einen Therapeuten angestrebt; vgl. Südd. Zeitung Nr. 151 v. 5. 7. 1972, S. 18.

[38] Vgl. die Modellvorstellung von *Bozetti*, in: Drogenprobleme aktuell, S. 37, 44.

[39] Einzelheiten in Südd. Zeitung Nr. 151 v. 5. 7. 1972, S. 18.

[40] *Schönhöfer*, Saarl. Ärztebl. 1971, 352; deswegen ist die Formulierung vom „ausschleichenden Entzug", die in diesem Zusammenhang gerne verwandt wird (vgl. Drogenprobleme aktuell S. 60), nicht unproblematisch.

[41] Dazu z. B. *Jaffe*, The Implementation and Evaluation of New Treatments for Compulsive Drug Users, in: Drug Dependence, University of Texas Press, Austin & London, S. 229, 237 f.

zogen worden sind. Über Versuche, in diesen Fällen nach mehrjähriger Behandlung mit Methadon die Droge langsam abzusetzen, liegen keine Untersuchungen vor[42].

4. Die Cyclazocine-Behandlung

Gleichfalls zur Unterbrechung des für den Rückfall maßgeblichen Reflexmechanismus „Mißempfinden/Suchtverhalten/Belohnung" dient die Cyclazocine-Behandlung. Von den bislang am eingehendsten untersuchten ‚narcotic antagonists' Pentazocine, Nalophine, Naloxone und Cyclazocine ist letzteres das bekannteste[43]. Es bewirkt einen Umkehreffekt des oben angedeuteten Reflexes, indem nämlich die euphorisierende Wirkung eines Opiates in Mißempfinden umgewandelt wird[44]. Rückfälle nach Ausscheiden aus der Therapie sollen bei 20 % liegen[45]. Die chronische Anwendung schafft zwar eine abgemilderte Form von Abhängigkeit. Die auftretenden Entziehungssyndrome setzen aber jenen Reflex im Regelfall nicht in Gang. Einstweilen ist die Therapie jedoch mit allerlei lästigen Nebenwirkungen wie Reizbarkeit, Schlaflosigkeit, Muskelschmerzen und halluzinatorischen Effekten verbunden, die ihre Anwendbarkeit einschränken. Auch hier läßt sich in den USA eine Tendenz zur Koppelung mit der Motivationstherapie beobachten[46].

III. Finanzierungsfragen

Für die Beurteilung der Realisierbarkeit vorhandener Behandlungskonzepte kommt natürlich auch den Finanzierungsfragen besondere Bedeutung zu[47]. In diesem Zusammenhang sollte vorab festgestellt werden, daß es sich bei der Rauschmittelsucht um eine Krankheit im Sinne der RVO handelt[48]. Das heißt konkret, daß eine notwendige Suchtbehandlung Kassenleistung ist.

---

42 Vgl. *Jaffe*, ebenda und *Schönhöfer*, Saarl. Ärztebl. 1971, 353; s. a. Drogenprobleme aktuell, S. 60. Interessante Zahlen über Behandlungserfolge und die Kriterien einer erfolgreichen Rehabilitation finden sich bei *Klemm*, Soziale Arbeit 1972, 447, 449.

43 Einzelheiten bei *Archer* und *Rees*, Narcotic Antagonists and the Problems of Drug Dependence, in: Drug Dependence, a. a. O., S. 3 ff.

44 Vgl. *Schönhöfer*, Saarl. Ärztebl. 1971, 353.

45 Zahlen von *Schönhöfer*, Saarl. Ärztebl. 1971, 353.

46 *Jaffe*, S. 237.

47 Eine sehr übersichtliche und informative Zusammenfassung darüber enthält der Drogenglossar der Forschungsgruppe S der FU Berlin, Berlin 1971; vgl. in diesem Zusamenhang auch *Bialecki-Bschorr*, in: Die Berliner Ärztekammer, 8. Jhg. 1971, S. 183, insbes. S. 184—186.

48 Das BSG hat in seiner vielbeachteten Entscheidung im 28. Bd., S. 114 am Beispiel der Alkoholsucht die Sucht im Sinne einer langandauernden, zwanghaften und damit behandlungsbedürftigen Abhängigkeit als Krankheit anerkannt; vgl. dazu auch *Albrecht Händel*, Suchtgefahren, 1969, 15.

Auch psychotherapeutische Maßnahmen sind erstattungsfähig. Im Rahmen der nach § 1235 RVO vorgesehenen Maßnahmen zur Erhaltung, Besserung und Wiederherstellung der Erwerbstätigkeit können ferner Heilbehandlungen für Süchtige gewährt werden. Diese Leistungen können freilich nur dem versicherungspflichtigen Personenkreis zu Gute kommen.

Für den Bereich des Strafvollzugs obliegt den Vollzugsbehörden die Pflicht, für die körperliche und geistige Gesundheit des Gefangenen zu sorgen. Die Aufwendungen für die ärztliche Versorgung trägt grundsätzlich die Anstalt (vgl. §§ 52, 53 E StrVollzG). Zur notwendigen ärztlichen Versorgung wird man auch die Behandlung Rauschmittelsüchtiger zählen müssen.

Im Unterbringungsrecht wird zwar der Kranke als Kostenschuldner apostrophiert; dies gilt aber nur insoweit, als die Kosten nicht einem Unterhaltspflichtigen, einem Träger der Sozialhilfe oder einem anderen zur Last fallen[49]. Mit den Kosten der im PsychKG vorgesehenen Hilfen für psychisch Kranke, auf die ein Rechtsanspruch besteht, werden demgegenüber die Landkreise und kreisfreien Städte unmittelbar belastet[50].

Nach dem BSHG können auf Antrag neben der Hilfe in besonderen Lebenslagen, Krankenhilfe, vorbeugende Gesundheitshilfe und Hilfe für Gefährdete erteilt werden. Davon ist allerdings lediglich die Krankenhilfe des § 37 BSHG eine Pflichtleistung[51], und nur die im übrigen als Kannleistung ausgestaltete Gefährdetenhilfe wird ohne Rücksicht auf vorhandenes Vermögen und Einkommen gewährt. Nach dem JWG schließlich besteht die Möglichkeit, Zuwendungen für Therapiegruppen und Rehabilitationszentren zu beantragen. Es gehört zu den wesentlichen Aufgaben der Jugendbehörden, Veranstaltungen und Einrichtungen zu schaffen, die nicht auf Hilfsmaßnahmen in Einzelfällen gerichtet sind. Unterschiedliche Anspruchsvoraussetzungen und das Gestrüpp staatlicher Zuständigkeiten erschweren freilich den Zugriff auf diese Finanzierungsmöglichkeiten.

Es läßt sich überhaupt kaum noch überschauen, in welchem Umfang aus diesen „Töpfen" Gelder in die Behandlung Süchtiger geflossen sind, da sich dieser spezifische Verwendungszweck selten aus dem Etat der jeweiligen Behörde ergibt. Bekannt ist lediglich die Höhe von Sonderzuschüssen. Das Bundesministerium für Jugend, Familie und Gesundheit stellte 1971 118

---

[49] Vgl. § 38 I PsychKG u. § 25 UnterbringungsG. Das NRW-Gesetz enthält bezüglich der Kosten der ärztlichen Behandlung eine eigene Regelung (§ 39), die jedoch in der Sache keine Besonderheit zu der allgemeinen Kostentragungspflicht aufweist.

[50] Die dadurch entstehende Kostenbelastung soll bei der Festsetzung der allgemeinen Finanzzuweisung des Landes angemessen berücksichtigt werden, Landt.-Dr. NRW VI/725, Amtl. Begr., S. 31.

[51] Nach Art und Umfang entspricht sie weitgehend den Leistungen der gesetzl. Krankenversicherung; vgl. auch *Schellhorn-Jirasek-Seipp*, BSHG, 2. Aufl. 1971, Anm. I zu § 37.

örtlichen Hilfseinrichtungen[52] für drogengefährdete und drogenabhängige Jugendliche im Rahmen ihres Aktionsprogrammes 4 Mill. DM zur Verfügung. Auch für 1972 dürfte es sich in der Endabrechnung um einen Betrag in dieser Größenordnung handeln. Da solche Summen natürlich nicht hinreichen, sind die Hilfsprogramme weitgehend auf die Zuschüsse der jeweiligen Länder und Kommunen sowie auf freiwillige Spenden angewiesen. Für das Jahr 1971 sollen sich die Ausgaben der Länder hierfür auf 12 300 200 DM belaufen haben[53]. Die Kosten der therapeutischen Programme liegen, obschon Einzelheiten nicht bekannt sind, sehr hoch. Bayern rechnet für seine Drogenkliniken z. B. mit täglichen Pflegekosten von 100 bis 150 DM pro Patient[54]. Solche Zahlen wirken natürlich ausgesprochen entmutigend. Vergleichsweise sei darauf hingewiesen, daß der Staat New York schon jetzt über 300 Mill. Dollar für ein Entziehungsprogramm aufgewendet hat, das sich sowohl auf gerichtlich Verurteilte als auch auf Personen erstreckt, die sich freiwillig gemeldet haben[55].

IV. Die therapeutischen Konzepte im Rahmen der staatlichen Reaktionsmechanismen

1. Der derzeitige Befund

Vielleicht sind wir jetzt am Ende dieser ‚tour d'horizon' eher in der Lage, die eingangs gestellte Frage nach der Wirksamkeit staatlicher Maßnahmen zu beantworten.

Soweit Strafen wegen Rauschmitteldelikten verhängt und auch vollstreckt werden, ist die Behandlungschance regelmäßig vertan. Im Strafvollzug herkömmlicher Prägung läßt sich allenfalls ein physischer Entzug durchführen. Selbst dabei stößt man auf Schwierigkeiten, die zum einen im Mangel an

[52] Die 118 Einrichtungen gliedern sich in 57 sog. „Drogenberatungsstellen", 5 stationäre und modellklinische Einrichtungen 10 therapeutische Rehabilitationseinrichtungen mit Heilstättencharakter, 46 Einrichtungen mit nachgehender Fürsorge, meist in Gruppen oder Wohngemeinschaften. Von den 61 Trägern dieser Einrichtungen sind 33 eingetragene Vereine, in denen sich örtliche freie und behördliche Gruppen zusammengeschlossen haben, 11 selbständige Einrichtungen der Wohlfahrtsverbände, 9 meist ärztlich geleitete freie Arbeitskreise und 8 von Behörden eingerichtete und betriebene Stellen; vgl. Bulletin der Bundesregierung v. 7. 4. 1972, S. 719.

[53] Das geht aus der Antwort der Bundesregierung auf eine Kleine Anfrage zur Höhe der Mittel für die Bekämpfung der Rauschmittelsucht in den Haushalten des Bundes, der Länder und der Gemeinden in den Jahren 1971 und 1972 hervor; s. BT-Dr. VI/3000; vgl. auch die neuerliche Anfrage der CDU/CSU, BT-Dr. 7/227. Unklar bleibt, ob in diesem Betrag auch jene Leistungen enthalten sind, die auf Grund des BSHG, JWG u. ä. zur Verteilung kommen.

[54] S. Südd. Zeitung Nr. 151 v. 5. 7. 1972, S. 18.

[55] Angaben von *Kaiser*, Kriminologie, 1971, Rdnr. 298, S. 81; freilich muß man dabei berücksichtigen, daß nach *Eldridge*, Narcotics and the Law, University of Chicago Press, Chicago & London, 1967, S. 92 im Staate New York 40 % der nordamerikanischen Rauschmittelsüchtigen leben.

geschultem Fachpersonal und zum anderen in der Tatsache begründet sind, daß es kaum „trockene" Anstalten geben dürfte. Vielmehr ist es nachgerade zu einer Prestigefrage geworden, in der Anstalt möglichst viel Stoff im Umlauf zu haben[56]. Besondere Einrichtungen für die Behandlung Drogenabhängiger fehlen jedenfalls einstweilen in den Justizvollzugsanstalten[57]. Im Rahmen des Aufenthaltes in einer Justizvollzugsanstalt können daher allenfalls akute Vergiftungserscheinungen, Mangelernährung und ähnliches beseitigt werden[58]. Die schüchternen Anfänge der Behandlung werden überlagert von dem Streit darüber, ob die Isolierung oder die Integration dieser Gruppe von Gefangenen vorzuziehen ist[59].

Bei den strafrechtlichen Unterbringungsmöglichkeiten (§§ 42 b und c StGB) stößt man auf ähnliche Schwierigkeiten. Die Aufnahmekapazitäten und Betreuungsmöglichkeiten in den meisten Unterbringungsstätten reichen nicht aus. Die Drogenabschirmung ist fast genauso lückenhaft wie in den Justizvollzugsanstalten. Mag die Einweisung in die Entziehungsanstalt[60] wegen des für eine Therapie geeigneteren „medizinischen Klimas" immer noch sinnvoller sein als der Aufenthalt in einer Jusitzvollzugsanstalt, so stimmt die Höhe der Rückfallquote doch bedenklich. Nichts anderes gilt im Grunde für den Vollzug der Unterbringung nach den Unterbringungsgesetzen der Länder. Die fehlende Differenzierung zwischen Heil- oder Pflege- und Entziehungsanstalt und die damit regelmäßig einhergehende Überforderung des Personals lassen von vornherein kaum eine Chance. Schließlich macht auch die regelmäßig in geschlossenen Heimen vollzogene FE hier keine Ausnahme. Nur selten sind in solchen Heimen die personellen, institutionellen, gruppenpädagogischen und therapeutischen Voraussetzungen für eine Rehabilitation gegeben[60a].

Als Fazit wäre daher festzuhalten: Die zugegebenermaßen personalintensive und damit kostspielige Motivationstherapie, gleich wie sie im einzelnen auch immer aussehen mag, kann im Rahmen der staatlichen Sanktions- und Reaktionsmechanismen nicht praktiziert werden. Eine

[56] Wenn im Rahmen der Beantwortung einer Großen Anfrage zur Situation des Strafvollzuges in NRW, vgl. Landt.-Dr. VII/1528 S. 10 für 1970 und 1971 von *zwei* Fällen des Haschischgebrauchs in den dortigen Anstalten berichtet wird, so kann dem schwerlich Glauben geschenkt werden.

[57] S. a. *Jahn*, S. 209, der darauf verweist, daß einige Länder eine Zusammenfassung der drogenabhängigen Gefangenen in besonderen Vollzugseinrichtungen planen.

[58] Ähnlich *Kreuzer*, Drogenwesen und Kriminalrecht, in: *Mergen* (Hrsg.), Die juristische Problematik in der Medizin, Bd. I, Der Arzt und seine Beziehungen zum Recht, 1971, S. 170, 199.

[59] Näheres bei *Kreuzer*, Drogenwesen und Kriminalrecht, S. 199.

[60] Das Gesetz zur Änderung des Opiumgesetzes hat bekanntlich die Möglichkeit geschaffen, auch Jugendliche und Heranwachsende, die nach Jugendstrafrecht zu verurteilen sind, einer Entziehungsbehandlung in dafür besonders geeigneten (!) Institutionen zuzuführen (vgl. §§ 7, 10, I, 92 a JGG).

[60a] Vgl. dazu *Stutte*, S. 143.

Methadon-Behandlung kann aber einstweilen, da es sich dabei um ein Opiat handelt, nur am Rande der Legalität durchgeführt werden. Die „narcotic antagonists" befinden sich noch in der Erprobung. Beide Formen der Behandlung „qua Chemikalie" müssen ohnehin nach allem, was wir bisher darüber wissen, durch Motivationstherapie abgestützt werden. Erinnert man sich dann der Rückfallziffer eines ohne flankierende Maßnahmen vorgenommenen physischen Entzugs, so bleibt einzig die Feststellung, daß die vorhandenen Reaktionsmechanismen als Steuerungsfaktoren versagt haben bzw. versagen.

Vereinzelt zeigen sich zwar Ansätze, die diese Bankrotterklärung abmildern. In Bayern sollen z. B. drei Drogenkliniken mit jeweils ca. 50 Plätzen geschaffen werden[61]. Es bleiben aber Zweifel, ob solchen Einrichtungen mehr Erfolg beschieden sein wird. Denn die derzeitige Therapiefeindlichkeit staatlicher Einrichtungen hängt nicht nur mit ihrer Organisationsstruktur[62], der Schwerfälligkeit des Apparates und den schon mehrfach angesprochenen personellen Fragen, sondern auch damit zusammen, daß die aus der mehr oder weniger bewußten Kritik an gesellschaftlichen Institutionen erwachsene Aversion des Süchtigen gegenüber staatlicher Hilfe ein therapeutisches Klima ungeheuer erschwert.

2. Konsequenzen

a) Will man dem Behandlungsgedanken überhaupt eine Chance lassen, so muß ein Gefängnisaufenthalt des Konsumenten unter allen Umständen verhindert werden. Hinsichtlich dieses Personenkreises müssen wir bemüht sein, das Problem ohne Strafjustiz zu lösen. Das bedeutet zunächst, daß die Strafbestimmungen gegen den Konsumenten wieder abgebaut werden müssen. Zu ihrem Schutz kommen nur Prophylaxe und Therapie in Betracht. Den immer wieder beschworenen Beweisschwierigkeiten könnte man mit dem Grundsatz der freien Beweiswürdigung in differenzierender Weise begegnen. Nach dem Vorbild einer niederländischen Gesetzesinitiative[63] müßte erwogen werden, den Besitz und Genuß von „Soft Drugs" wie Marihuana und Haschisch nicht mehr als Vergehen, sondern als Ordnungswidrigkeit zu bewerten[64]. Es wäre ferner daran zu denken, dem Betroffenen grundsätzlich das Recht zuzugestehen, statt der Bestrafung Behandlung zu wählen, wie dies in einigen Staaten der USA vorgesehen ist[65]. Zumindest

[61] Südd. Zeitung Nr. 151 v. 5. 7. 1972, S. 18.

[62] Auch von seiten der Ärzteschaft spricht man sich entschieden gegen den Heim- oder Pflegestättencharakter aus; vgl. die Entschließungen des 75. Deutschen Ärztetages, abgedr. z. B. in: Saarl. Ärztebl. 1972, 292, 294.

[63] Nach einer Meldung der Südd. Zeitung Nr. 151 v. 5. 7. 1972, S. 48; zu der Lage in Holland vgl. a. *Nobiling*, Soziale Arbeit 1972, 212, 214.

[64] Diese Möglichkeit wird auch von *Kreuzer*, Drogenwesen und Kriminalrecht, a. a. O., S. 189 und von *Rosenthal*, Marijuana: Some Alternatives, in: Drugs and Youth, S. 270 f., diskutiert.

[65] Für Massachusetts vgl. z. B. *Martin-Lewis-Guarino-Fishman*, Crime and Delinquency, 18 (1971), 192, 195.

aber sollte auch dann von Strafe abgesehen werden können, wenn das Verhalten des Konsumenten sich zwar nicht im Besitz oder Erwerb erschöpft, aber dennoch letztlich zum typischen Verhalten eines „passiven Täters" gehört. Dazu zählen etwa das Verteilen einer geringen Menge unter Freunden[66] oder die ominöse Weitergabe eines ‚Joints' auf der Party.

b) Der Akzent muß insgesamt von Straftat in Richtung auf psychische Erkrankung verschoben werden[67]. In der Behandlung psychisch Kranker sollte eine bundeseinheitliche Regelung angestrebt werden, die auf den unterdessen gewonnenen Erfahrungen mit dem PsychKG in Nordrhein-Westfalen aufbauen könnte. Vielleicht trägt das Drogenproblem dazu bei, daß ein solches Bundesgesetz über die Behandlung psychischer Krankheiten endlich geschaffen wird. Die dazu erforderliche Änderung des Art. 74 Nr. 19 GG, der dem Bund die konkurrierende Gesetzgebung lediglich für den Bereich der gemeingefährlichen und übertragbaren Erkrankungen zuweist, ist schon einmal vergeblich betrieben worden. Das Drogenproblem hat die Notwendigkeit nach größerer Übereinstimmung erneut bestätigt. Bei zentralen Zuständigkeiten könnte man vielleicht auch auf bessere Durchsicht hinsichtlich der Finanzierungsmöglichkeiten hoffen. Mit einem „Bundesbeauftragten" allein — eine unterdessen ohnehin etwas abgedroschene Forderung — ist es jedenfalls nicht getan[68].

c) Damit darf man es aber nicht bewenden lassen. Darüber hinaus wäre vielmehr ein kontrolliertes „Desengagement" des Staates zu fordern. Die staatlichen Reaktionsmechanismen sind zur Therapie nicht geeignet. Auch die unter a) und b) vorgeschlagenen Maßnahmen können dem Problem nur in begrenztem Maße abhelfen, da der Staat in diesem Bereich mit einer starken psychologischen Vorbelastung zu Werke geht. Mit einem solchen „Desengagement" muß die Stimulierung gesellschaftlicher Selbstregulationsmechanismen einhergehen. Da freilich unverändert staatliche Mittel benötigt werden, steht man vor der Schwierigkeit, die „Spreu vom Weizen" zu trennen, um sowohl dem Entstehen therapeutischer Subkulturen wie auch den Beanstandungen des Rechnungshofes vorzubeugen. Allerdings sollte man diese Gefahr auch nicht überbewerten. Zum einen haben die Drogenabhängigen selbst ein gutes Gespür dafür, ob man ihnen wirklich helfen möchte. Zum anderen kennen wir jene Probleme der Finanzkontrolle nicht erst, seitdem sich von privater Seite Zusammenschlüsse zur Übergangsbetreuung Drogenabhängiger gebildet haben, sondern seitdem es freie Wohlfahrtspflege überhaupt gibt.

---

[66] Für die USA stellt der Comprehensive Drug Abuse Prevention and Control Act von 1970 in sec. 401, ss. 6 § 4 ein solches Verhalten ausdrücklich dem Besitz gleich.

[67] Die Zwischenstellung der Rauschmittelsucht wird bei *Adler-Ball*, S. 13 so umschrieben: "It sits uneasily in either discipline as a disease without pathology and crime without victims." Auf der gleichen Ebene liegt es, wenn man bedenkt, daß im Grunde dasselbe Verhalten einerseits Strafe und andererseits die Gewährung von Leistungen nach der RVO auslösen kann.

[68] S. Nr. 22 der Großen Anfrage der CDU/CSU zum Rauschmittel- und Drogenmißbrauch, BT-Dr. VI/3651.

Motivationsverläufe bei Rauschmittelgeschädigten

Ein Bericht über den Versuch einer empirischen Studie

Hans Heiner Kühne

Inhaltsübersicht

Einleitung

Die sog. Rauschmittelwelle hat unsere Gesellschaft scheints unvorbereitet und empfindlich getroffen. Während Anfang der 60er Jahre im gesellschaftlichen Bewußtsein der Begriff Rauschmittel oder Rauschgift seinen assoziativen Anknüpfungspunkt allenfalls bei Abenteuerfilm oder der Vorstellung von fernen fremden Ländern fand, wird heute der Drogengebrauch allgemein als ein wesentliches Problem unserer augenblicklichen Gesellschaft erachtet, wenn man das Ausmaß der öffentlichen Diskussion als Maßstab für den Zustand gesellschaftlichen Bewußtseins nehmen darf.

Ausdruck dieser besonderen Aufmerksamkeit ist auch das im Januar 1972 in Kraft getretene neue Betäubungsmittelgesetz, welches das alte Opiumgesetz ersetzt. Es ist in der Praxis bundesrepublikanischer Gesetzgebung nicht allzu häufig, daß eine gesetzliche Regelung auf Grund eines neu entstandenen bzw. gerade entstehenden Problems bereits in Kraft ist, bevor dieses Problem den Kulminationspunkt erreicht hat[1].

Dieses plötzliche Hinwenden zum Drogenproblem versetzt den um Abstand bemühten Beobachter zunächst in Erstaunen. Vermochten es doch die seit Jahrzehnten bekannten sozialen Phänomene des Alkoholismus und der Medikamentensucht, die in Ausbreitung und dissozialer Wirkung augenblicklich noch weitaus größere Gesellschaftsschäden zur Folge haben als der

[1] Es bleibt allerdings zu hoffen, daß dieses Tempo nicht nur deshalb möglich war, weil es sich im wesentlichen um Strafverschärfungen handelte, die mit dem Betäubungsmittelgesetz beschlossen worden sind.

Drogengebrauch[2], nicht, ähnliches Interesse und öffentliches Engagement zu erzielen.

Das mag daran liegen, daß kein Elend bisher so telegen war wie das aus der Drogenszene. Der sog. Untergrund bietet überdies dem Bürger ein geradezu ideales Modell zur Projektion seiner Probleme: Im Dunste einer von Abenteuerspannung schwangeren Atmosphäre wähnt dort der brave Steuerzahler Freiheit von gesellschaftlichen Zwängen bis hin zur sexuellen Libertinage, die Verwirklichung oft geträumter Erlebnisse einer „Stuyvesant-Welt" und die nur schaudernd geahnten Reisen ins eigene Ich, die das metaphysische Bedürfnis der Menschen in einer um bloße Rationalität bemühten Gesellschaft verlockend ansprechen.

Der enorme publizistische Aufwand ist sicherlich zum Teil hieraus zu erklären. Es darf dabei allerdings nicht verkannt werden, daß echte Sorge gleichfalls motivierte. Allein die Tatsache, daß bereits bestehende Mißstände nicht in gleicher Intensität angeprangert und bekämpft werden wie neue, muß nicht politisch suspekt sein. Es ist leichter, ein neu entstehendes Problem zu bekämpfen, als gegen ein bereits gesellschaftlich integriertes erfolgreich vorzugehen. Und daß der Rauschmittelgebrauch nicht unproblematisch ist, beweist deutlich die steigende Zahl der „ausgeflippten Typen" oder dropouts, der Rauschmittelgeschädigten also. Denn wie man auch immer zu Rauschmitteln steht, fraglos ist, daß dadurch — auch — Krankheit, Leid und soziale Schwierigkeiten entstehen.

1. Kapitel

Fragestellung und Aufbau der Untersuchung

Da die Wissenschaft trotz neuerdings intensivierten Forschungen zur Lösung des Rauschmittelproblems bislang nur spärliche Hinweise bietet, stehen wir relativ hilflos vor dem Phänomen, daß junge Leute plötzlich Rauschmittel in nicht unerheblichen Mengen nehmen. Wir sind auf Vermutungen angewiesen, wenn wir erklären wollen, warum einige User durch den Rauschmittelgebrauch geschädigt werden und andere nicht; wir können daher auch nicht die besonders gefährdeten Personengruppen ausfindig machen, um schon präventiv einzugreifen.

Bei der Behandlung ist lediglich der rein medizinische Entzug erfolgreich, der Körper kann zumeist entgiftet werden. Kaum jedoch sind die entzogenen User wieder entlassen, werden sie rückfällig, denn der eigentliche

---

[2] Gegenwärtig gibt es in der BRD etwa 500 000 Alkoholiker, also psychisch und physisch Abhängige, vgl. *Schmidbauer/Scheidt*, Handbuch der Rauschdrogen, S. 17, 2. Sp. — Über die unkontrolliert sich ausbreitende Abhängigkeit insbesondere von Schlafmitteln, vgl. die Angaben bei *F. Panse* in „Sucht und Mißbrauch" Hrsg. *F. Laubenthal*, S. 190 ff. und von *Zerssen/Stephan/Uno* „Der Schlafmittelmißbrauch und seine Verhütung" in Nervenarzt 10, 459 (1968).

Grund des Rauschmittelgebrauchs war nicht bekannt und wurde deshalb auch nicht behandelt.

Psychologische und psychiatrische Betreuung ist hier sicherlich ein erfolgversprechender Weg. Aber selbst dort, wo eine derartige Pflege möglich ist, bleiben die Durchführung schwierig und der Erfolg zweifelhaft, weil die Verständigung mit dem User meist unzulänglich ist. User sehen sich gerne in einer Gegenposition zur „Gesellschaft" und verneinen häufig die Möglichkeit einer Verständigung mit solchermaßen „etablierten Typen" überhaupt.

Die hier darzustellende Untersuchung soll etwas Licht in dieses Dunkel bringen, um wenigstens einen halbwegs tragfähigen Boden von Informationen zu bereiten, der dann vielleicht eine bessere Erforschung von Einzelfragen ermöglicht.

Es sollen einmal Daten über Art und Umstände des Lebens der User untersucht und zum anderen die Motivationsverläufe von Usern während ihrer „Drogenkarriere" beobachtet werden.

Der Verfasser verspricht sich davon einen Hinweis für die Beantwortung der Frage, warum junge Menschen Rauschmittel nehmen und damit einen Erkenntnisansatz für die zu treffenden gesellschaftlichen Maßnahmen zur Lösung des Rauschmittelproblems. Denn zunächst bleibt es außerordentlich ungewiß, ob der schnelle Griff des Gesetzgebers zu härteren Strafdrohungen im Betäubungsmittelgesetz Hilfe verspricht oder ob dadurch nicht das Problem für alle Beteiligten nur verschlimmert wird[3].

Um Mißverständnissen vorzubeugen: Uns interessieren hier nicht die heiß umstrittenen Fragen, ob es gefährliche oder ungefährliche Rauschmittel gibt; ob Haschisch risikolos genommen werden kann[4]; ob bei LSD etwa Vorsicht geboten ist[5]; oder ob nicht die Droge, sondern der Benutzer selbst entscheidend für das Entstehen von Gefahren ist.

I. Möglichkeiten methodologischen Vorgehens

Für das methodologische Angehen dieser Frage boten sich zunächst drei Möglichkeiten an, die bei Rauschmitteluntersuchungen bereits mehrfach angewandt worden sind:

---

[3] Kritisch zum Betäubungsmittelgesetz äußern sich beispielweise *Dietze* „Antidrogengesetz und Drogenprobleme", in Goltdammers Archiv 1972, S. 129 ff. (152); *Ellinger/Kramer*, NJW 1972, 1177; *Mattke* u. a. in „Drogenfibel", 1971, S. 9 ff.; *Waldmann/Boehm/Mroczowski*, JZ 1971, 612 ff.

[4] So will etwa *M. C. Kew*, u. a. "Possible Hepatoxity of Cannabis" in The Lancet 1, 1969, S. 578 f. Leberschäden mit regelmäßigem Cannabisgebrauch in Verbindung bringen. Dagegen äußern sich bezüglich einer Möglichkeit schädlicher Wirkung von Cannabis sehr vorsichtig *L. Grinspoon* "Marihuana Reconsidered" 1971, Harvard, S. 42 ff. und *F. H. Meyers* "Pharmacologic Effects of Marihuana" in "The New Social Drug" Hrsg. *David E. Smith*, 1970, S. 35 ff. Vgl. auch *H. Coper* „Zur Pharmakologie gebräuchlicher Rauschmittel", Saarländisches Ärzteblatt März 1972, S. 33.

1. Fragebogenaktionen

a) Repräsentativumfragen

Solche Fragenaktionen sind insbesondere bei Schülern und Studenten — den für den Rauschmittelgebrauch allen Vermutungen nach anfälligsten Gruppen — vorgenommen worden[6]. Es handelt sich also genau genommen um beschränkte Repräsentativumfragen, weil nur der repräsentative Querschnitt von bestimmten Zielgruppen in verschiedenen Regionen festgestellt wird. Diese Untersuchungen geben insbesondere Auskunft über die Verbreitung und Art des Rauschmittelgebrauches in den Zielgruppen. Ein solches Vorgehen hat den Vorteil, daß ohne größeren personellen und zeitlichen Aufwand eine Vielzahl von Personen erfaßt werden kann. Bei Schülerbefragungen etwa kann bei guter Organisation eine Person an einem Vormittag über 150 ausgefüllte Fragebogen erhalten, wenn nach Absprache mit den betroffenen Schulleitern und Lehrern die Schüler in der Schulzeit befragt werden. Gleiches gilt in verstärktem Maße für Studentenbefragungen.

Der Nachteil einer solchen Aktion liegt darin, daß Dichtung und Wahrheit bei der Beantwortung dieser Fragen kaum zu unterscheiden sind, daß also die Validität der Untersuchung nicht nachzuweisen ist. Gerade in Schüler- und Studentenkreisen ist es ausgesprochen „in", auf Drogenerfahrung zurückblicken zu können. Der Hinweis darauf erspart häufig den tatsächlichen Drogengebrauch. Deshalb besteht die Gefahr, daß bei der Auswertung der Bögen sehr viel höhere positive Ergebnisse (i. E. Rauschmittelgebrauch) erzielt werden, als es der Realität entspricht.

Natürlich gibt es methodologische Tricks, die Validität der Aussagen zu prüfen. So haben *Smart* und *Jackson* bezgl. identischer Gruppen (Schulen in Toronto) auf zweifache Weise nach Marijuana-Gebrauch gefragt[7]. Einmal mittels Bericht über Selbsterfahrungen und zum anderen durch Befragung von ausgewählten Repräsentanten der einzelnen Schulklassen über

---

[5] Etwa in Anbetracht möglicher Erbschäden, vgl. *Corey/Andrews/McLeod/McLean/Wilby* "Chromosome studies on patients (in vivo) and cells (in vitro) treated with Lysergic acid diethylamide", Paper presented: Meeting of the Commission of Inquiry into the Non-Medical Use of Drugs, Halifax, Jan. 1970; *C. B. Jacobsen* „Geburtsdefekte nach Einnahme von LSD" zit. nach Deutsches Ärzteblatt 66 (1969), 2587 und *C. M. B. Berlin* „Mißbrauch von LSD risikoerhöhend für Kongenitalschäden" zit. nach Medical Tribune, Nr. 28 (1970).

Über die gleichwohl noch recht häufige Verwendung von LSD in der psychoanalytischen Praxis vgl. *Godfrey* „LSD in Forschung und Therapie" und *Godfrey/Voth* „LSD als zusätzliches Mittel zur psychoanalytisch orientierten Psychotherapie", beide Beiträge erschienen in „Bewußtseinserweiternde Drogen in psychoanalytischer Sicht", Hrsg. *G. Ammon*, 1971.

[6] So die Untersuchung von *Schwarz* u. a. bei Schülern in Schleswig-Holstein (unveröffentlich) und die Studie von *Jasinsky* über Hamburger Schüler (ebenfalls noch unveröffentlicht).

[7] *Smart/Jackson* "A preliminary report on the attitudes on behaviour of Toronto students in relation to drugs", Toronto, 1969, S. 45 ff.

ihre Schätzung des Rauschmittelgebrauchs in der Klasse. Aus der Abweichung bzw. deren Fehlen der beiden erhaltenen Werte schlossen die Verfasser auf den Grad der Validität.

Eine solche Überprüfung ist sicherlich nicht ganz sinnlos, jedoch bestehen erhebliche Bedenken dagegen, aus dem Vergleich zweier jeweils in ihrer Validität unsicherer Werte zu einer bestimmten Aussage über die Validität eines Ergebnisses zu gelangen.

Häufig wird die Verläßlichkeit der im Fragebogen gemachten Angaben auch dadurch geprüft, daß Fangfragen gestellt werden, aus deren Beantwortung entnommen werden kann, ob der Proband phantasiert oder reale Erlebnisse schildert. So werden bei der Auflistung der bereits genommenen Drogen frei erfundene Namen nicht existenter Drogen eingeführt. Wenn der Proband dann beispielsweise behauptet, er habe bereits „MOT (monoxytriptamate)“[8] oder „C. H. D.“[9] genommen, dann kann das nicht zutreffend sein.

Das Eingehen auf eine derartige Fangfrage muß aber nicht notwendig gleichbedeutend mit einem fälschlich angegebenen Drogengebrauch sein. Die Realität in der Drogenszene zeigt, daß häufig besonders bei Gelegenheitsusern Mittel genommen werden, deren Namen man nicht genau kennt oder falsch verstanden hat. Teilweise werden von „Einzelhändlern“ aus Gründen der Absatzförderung dieselben Rauschmittel unter den verschiedensten und phantastischsten Namen angeboten, die zum eigentlichen verkauften Präparat in keiner Beziehung mehr stehen. Das gilt insbesondere für die in ihrer Wirkung dem LSD ähnlichen Mittel[10], deren richtige Bezeichnung zudem oft genug verballhornt wird.

Eine weitere Schwäche der Validitätsprüfung mittels Fangfragen besteht darin, daß auf Grund der auf breitester Ebene doch bereits einige Jahre andauernden Diskussion des Rauschmittelproblems auch bei Nichtbenutzern genügende Kenntnis vorhanden ist, um im Rahmen eines Fragebogens glaubwürdig und unwiderlegbar zumindest einen beschränkten Rauschmittelgenuß vorspielen zu können.

Aus diesen Gründen schien für die in unserer Untersuchung gestellte Aufgabe dieser methodologische Ansatz problematisch.

---

[8] So bei der Untersuchung on *Fejer/Smart* "Drug use psychological problems among adolescents in a semi-rural area of Ontario: Haldimand Country", Toronto 1971, Addiction Research Foundation.

[9] Dieser Phantasiename wurde verwandt bei *Whitehead/Brook* "Social and drug using backgrounds of drug users in treatment: some implications for treatment", London, Ontario 1971.

[10] Beispielsweise Psylocibin (Wirkstoff des Teonanacatl-Pilzes), Mescalin (Wirkstoff des Peyotl-Pilzes), Ololiuqui, DMT (Dimethyltryptamin) und DOM-STP (die Buchstaben STP stehen für Serenity = Heiterkeit, Gelassenheit, Tranquillity = Ruhe und Peace = Friede; alles Zustände, die gerade dieses Mittel zu allerletzt vermittelt).

b) Stichprobenartige Fragebogenaktionen in der Szene selbst

Bei diesem Vorgehen beschränkt man sich auf die Befragung von Personen, die bereits Drogenerfahrung haben. Aus den Einzelangaben der interviewten User kann man dann versuchen, zu generalisierenden Schlüssen über Art des Konsums, Motivationen, sozialen Hintergrund von Drogenbenutzern und Drogenabhängigen und anderem zu kommen. Eine echte repräsentative Umfrage ist hierbei regelmäßig nicht möglich, da die Zusammensetzung der Gruppe der User weitgehend unbekannt ist und zudem diese Gruppe bislang einer beständigen und schnellen Fluktuation unterliegt.

Die oben zu a) geäußerten Bedenken betreffend die Validität scheinen hier zu entfallen, da Voraussetzung des Interviews ja die Kenntnis darüber ist, daß der Befragte irgendein Rauschmittel irgendwann schon einmal genommen hat. Problematisch bleibt allerdings, wie diese Kenntnis erlangt wird. Auch in der Szene selbst gibt es genügend Personen, die nur von der Atmosphäre profitieren, in der sie sich wohlfühlen, ohne aber selbst Rauschmittel zu nehmen[11]. Keiner von ihnen würde ohne weiteres zugeben — auch nicht in einem anonymen Verfahren —, daß er keine Rauschmittelerfahrung habe. Denn damit wäre gleichzeitig die Zugehörigkeit zur Szene, auf die offenbar so großer Wert gelegt wird, in Frage gestellt. Auch hier stünde man daher wieder vor der Frage, ob man Erfahrungsberichte oder aber Produkte einer durch viele Gespräche mit wirklich erfahrenen Usern geläuterten Phantasie erhält.

Es entsteht noch eine weitere Schwierigkeit. In meiner augenblicklich $1^1/_2$ Jahre dauernden Erfahrung der Arbeit in der Szene hat sich immer wieder bestätigt, daß echte User oft Leuten gegenüber, die nicht zur Szene gehören, eine ganz andere Selbstdarstellung bieten als ihren Drogenfreunden. Diese Selbstdarstellung für Fremde entspricht regelmäßig nicht der Realität, auch nicht der subjektiv empfundenen Realität. Der Grund für dieses Verhalten mag in einem Rechtfertigungsbedürfnis liegen. Den Vertretern der Gesellschaft, des Establishments — und jeder dem Anschein nach sozial integrierte Nichtbenutzer von Rauschmitteln zählt dazu — wird entweder vorgeworfen, er und seine Gesellschaft seien Schuld daran, daß es Leute gebe, die Drogen nehmen und teilweise deshalb litten; oder aber es wird die Drogenkultur[12] als gute und menschliche Lebensweise der gegenwärtigen gesellschaftlichen Realität mit ihrer Brutalität und Unmenschkeit gegenübergestellt. Eine eingehende Untersuchung dieses Phänomens wäre sicherlich höchst interessant. Im Rahmen methodologischer Überlegun-

[11] Auch *Hausner* „Die Frankfurter Drogenszene" Diss. Frankfurt (1972, S. 30 berichtet davon, daß Jugendliche ohne Drogenerfahrung in der Szene zu finden sind.

[12] Hiermit soll eine Lebensform bezeichnet werden, die auf Drogengenuß und der Achtung der Persönlichkeit der Mitmenschen aufbaut. Dieses Verständnis des Begriffs „Drogenkultur" entspricht in seiner ganzen Unschärfe dem, was die vom Verf. kontaktierten Rauschmittelbenutzer damit zum Ausdruck bringen wollten.

gen ist es als Unsicherheitsfaktor für die Validität jedenfalls zu berücksichtigen.

2. *Untersuchungen von Klinikpatienten*

Die ersten empirischen Arbeiten im deutschsprachigen Raum für Rauschmittelkonsum basierten auf Untersuchungen von — meist — jugendlichen Patienten, die wegen ihres Rauschmittelgenusses behandlungsbedürftig geworden waren[13]. Auch heute noch werden solche Untersuchungen mit Klinikmaterial angestellt und beeinflussen die Diskussion um die Gefahren des Rauschmittelgebrauchs nicht unerheblich[14].

Im klinischen Bereich besteht die optimale Möglichkeit, medizinische und psychische Daten über einen behandelten Patienten zu erhalten. Da der Patient an Haus und Bett gebunden ist, kann eine intensive Exploration erfolgen.

Jedoch sind die so erhaltenen Ergebnisse wenn überhaupt, nur beschränkt über ihre Einzelfallbedeutung hinaus verwertbar.

Da die Auswahlkriterien für den Zugang zu Kliniken unterschiedlich und regelmäßig überhaupt nicht nachprüfbar sind, können diese Erhebungen keinen Aufschluß über die Typizität der angesprochenen Probleme geben. Es kann lediglich aufgezeigt werden, daß die gefundenen Ergebnisse mögliche Erscheinungsformen beim Drogengebrauch sein können.

II. Methode und Aufbau der Studie

1. *Validität, Repräsentativität*

In der hier beschriebenen Studie galt es nun, ein methodologisches Vorgehen zu finden, welches möglichst die eben aufgezeigten Fehlerquellen vermeiden sollte. Für den Autor als Nichtmediziner kam von vornherein die unter 2. aufgezeigte klinische Untersuchung nicht in Betracht. Wollte er sich nicht auf bloße teilnehmende Beobachtung beschränken, blieb die Möglichkeit einer Fragebogenaktion.

---

13 *Battegay* u. a. „Zur Drogenabhängigkeit vom Typ Cannabis (Haschisch, Marihuana)", Schweizer medizinische Wochenschrift, 99, Nr. 27, 966 (1969); *Kielholz* u. a. „Vergleichende Untersuchung über die Genese und den Verlauf der Drogenabhängigkeit und des Alkoholismus", Schweizer medizinische Wochenschrift 97, Nr. 28, 893 (1967); *Kleiner*, „Aktuelle Rauschgiftprobleme bei Jugendlichen", Unsere Jugend 21, 1 (1969); *Mader/Sluga*, „Soziale Verläufe und Katamnesen rauschgift- und drogenabhängiger Jugendlicher", Wiener medizinische Wochenschrift 1969, S. 604.

14 *Kielholz/Ladewig* „Über Drogenabhängigkeit bei Jugendlichen mit besonderer Berücksichtigung des Haschischrauchens", Deutsche medizinische Wochenschrift 95, 101 (1970); *Remscheidt/Dauner* „Klinische und soziale Aspekte der Drogenabhängigkeit bei Jugendlichen", Medizinische Klinik 45, 1993; 46, 2041; 47, 2078 (alles 1970).

Nach Ansicht des Autors gab es hier nur einen Weg, die Bedenken bezüglich der Validität der Antworten auszuräumen: Wenn der Fragende nicht mehr „Outsider", sondern akzeptiertes Mitglied in der Szene ist, fallen zuzunächst einmal Interaktionsbarrieren, wie sie gewöhnlich zwischen Personen bestehen, die zwei in Konfrontation lebenden sozialen Gruppierungen angehören. Wenn zudem durch längeren Kontakt mit der Szene der Fragende Lebensgewohnheiten und persönliche Daten der Befragten bereits weitgehend kennt, ist es für den Befragten außerordentlich schwer, wenn nicht gar unmöglich, unentdeckt falsche Aussagen größeren Ausmaßes zu machen. Für den Fragenden ist es von Wichtigkeit, zumindest im Verdacht zu stehen, zu viel zu wissen, als daß man ihm noch etwas vormachen könnte.

Deshalb erschien es dem Verfasser notwendig, zum Zwecke der Untersuchung selbst eine Weile im sog. Drogenuntergrund zu leben und dann als Ergebnis einer erhofften Integration die eben beschriebene Ausgangsposition für die Befragung zu erreichen.

Da, wie bereits erwähnt, Ziel der Untersuchung die Beantwortung der Frage war, ob und wenn ja in welcher Weise sich die Motivation der Rauschmittelbenutzer im Laufe ihrer Rauschmittelkarriere ändert, sollte die Befragung in drei Abschnitten vorgenommen werden:

1. In der Drogenszene selbst,
2. in der Drogenberatungsstelle,
3. in Institutionen, die zu Heilzwecken Rauschmittelgeschädigte aufnehmen (Kliniken, Rehabilitationszentren u. a.).

Diese drei Stationen zeigen den Rauschmittelbenutzer in einer jeweils typischen und entscheidenden Situation seiner Drogenkarriere, die schlagwortartig bezeichnet werden kann als: „überzeugt — zweifelnd — vom Gegenteil überzeugt". (Bezüglich der dritten Gruppe muß selbstverständlich darauf geachtet werden, daß sich die Befragten freiwillig und nicht etwa auf Grund behördlicher Einweisung in Behandlung befinden.) Sollte in diesen drei Stationen eine immer wiederkehrende typische Motivationslage vorgefunden werden, so wäre hier ein Ansatz gegeben, Personen von der Drogenabhängigkeit zu schützen oder zu befreien. Man brauchte dann lediglich Verhaltensweise zu konzipieren, die der Motivationslage entsprächen und einen Verhaltensablauf in Gang setzten, der zu einer Bedürfnisbefriedigung ohne Rauschmittelgebrauch führte.

Den Zweifeln an der Validität der Ergebnisse im zweiten und dritten Untersuchungsabschnitt wurde durch die Überlegung Rechnung getragen, daß sowohl in Beratungsstellen als auch in Heilstätten im Rahmen der Behandlung bzw. Beratung[15] der Kontakt zu den Usern länger anhält und so die Möglichkeit eröffnet, in nebenher geführten Explorationen die Glaubwürdigkeit zu überprüfen.

---

[15] Gerade im Bereich der Hilfe für Drogengeschädigte ist schon die Beratung ein außerordentlich bedeutsamer Faktor der Behandlung, so daß diese beiden Tätigkeiten nicht voneinander abgrenzbar sind.

Als letzte methodische Frage blieb noch das Problem der Auswahlkriterien des befragten Personenkreises, also die Frage der Repräsentativität der untersuchten Personen.

Bereits oben wurde festgestellt, daß „*die* Gruppe von Rauschmittelbenutzern" kaum ausgemacht werden kann, weil sie in ihrer Zusammensetzung weitgehend unbekannt ist und zudem einer ständigen Fluktuation unterliegt. Die besonderen Verhältnisse im Saarland, vor allem wohl die geographische und verkehrstechnische Lage bedingen jedoch, daß der Kern der Saarbrücker Drogenszene personell recht deutlich abgrenzbar ist. Zum Kern der Szene zählt der Verfasser die Personen,

a) die regelmäßig Stoffe zu sich nehmen, die psychoaktiv wirken,
b) deren Zeit und Arbeitsaufteilung mindestens teilweise von diesen Mitteln bestimmt ist (sei es durch den Rhythmus der Einnahme, sei es durch „dealen"),
c) die trotz häufigeren Herumreisens ihren Hauptwohnsitz — verstanden als Sitz der gleichsam familie-ersetzenden Drogengemeinschaft, Wohnkommune etc. — in Saarbrücken haben.

Diese Merkmale treffen nun gleichermaßen auf Alkoholiker, sozial integrierte oder zumindest abgeschirmte medikamentensüchtige Personen wie auf andere Abhängige zu. Da jedoch diese Personen sich in anderer Umgebung aufzuhalten pflegen als die meist jugendlichen User und die Unterscheidungskriterien nur innerhalb der Gruppe der User differenzieren sollen, treten keine Schwierigkeiten auf.

Die Einführung eines weiteren Kriteriums hinsichtlich der Einnahme von Stoffen, die vom Betäubungsmittelgesetz erfaßt werden und solchen, die nicht darunter fallen, wurde unterlassen, weil immer stärker die im Betäubungsmittelgesetz nicht erwähnten Medikamente wie tranquillizer[16] und speed[17] neben den herkömmlichen Rauschmitteln genommen werden.

Schließlich rechtfertigt sich die Beschränkung auf den so beschriebenen Kern der Drogenszene dadurch, daß ein Personenkreis untersucht wird, welcher nicht nur ziemlich deutlich abgrenzbar ist, sondern auch User umfaßt, die bereits eine echte Beziehung zur Droge haben und somit gleichermaßen aus Gründen der sozialen Vor- und Fürsorge wie aus kriminologischen Erwägungen am interessantesten, weil am meisten gefährdet erscheinen.

Der Verfasser ging davon aus, daß diese Kerngruppe etwa $> 90 < 150$ Beteiligte zählte. Diese Feststellung wurde zu Beginn der Studie auf Grund vieler Vorgespräche mit Staatsanwaltschaft, Rauschgiftdezernat und Mitgliedern der Szene getroffen. Bei Durchführung der Untersuchung ergab sich

---

16 Beruhigungsmittel wie Valium, Librium, Nembutal.

17 Aufputschmittel wie AN_1, Captagon, Preludin, Pervetin, Ritalin u. a. Auch Kokain wird manchmal unter den Begriff „speed" subsumiert. Im Gegensatz zu den erwähnten „speeds" ist Kokain jedoch im BetäubungsmittelG aufgeführt.

allerdings, daß bei Anwendung der oben dargestellten Kriterien der Kern der Saarbrücker Szene einschließlich der inhaftierten User nur etwa > 60 > 100 zählt. Bei einer solchen Zahl schien es möglich zu sein, auch im Rahmen einer Ein-Mann-Studie den größten Teil des betroffenen Personenkreises zu erfassen.

In den beiden weiteren Untersuchungsabschnitten sollten dann ebensoviele nach Alter und Ausbildung vergleichbare Personen befragt werden.

2. *Angewandte Verfahren*

Der Testaufwand mußte an den Möglichkeiten der befragten Gruppe orientiert werden, die am schwierigsten zu erreichen war, der Gruppe der in der Szene selbst interviewten Personen also.

Regelmäßig findet man bei den Usern eine überaus schwache Leistungsmotivation; das oft schon deshalb, weil sie sich und ihre Lebensweise in entschiedenen Gegensatz zu der bürgerlichen Leistungsgesellschaft stellen. Hinzu kommt, daß durch den Drogengebrauch die Konzentrationsfähigkeit allgemein spürbar herabgesetzt ist.

Aus diesen Gründen konnte nicht, wie eigentlich wünschenswert, eine umfassende klinische Testbatterie aufgestellt werden. Die Tests mußten vielmehr exemplarisch auf einige Punkte bezogen werden. Deshalb verstand und versteht sich diese Studie auch nur als pilot-study, deren Ergebnisse Ansätze für weitere Untersuchungen geben sollen, die zur Klärung, Bestätigung oder Negierung der einzelnen angesprochenen Punkte dienen mögen.
Die Befragung der einzelnen Probanden gliederte sich in drei Teile. Zunächst sollte der *Eysenck*sche MPI Test vorgelegt werden.

Hiermit sollte erhellt werden, ob sich bei Rauschmittelbenutzern signifikant stärkere neurotische Tendenzen zeigen als bei Nichtbenutzern von Rauschmitteln. Ebenso könnte eine mögliche Koinzidenz des Gebrauchs bestimmter Drogen und der Art oder dem Grad neurotischer Fehleinstellung festgestellt werden[17a].

Zwar können solche Testergebnisse nichts darüber aussagen, ob die vorgefundene Persönlichkeitsstruktur Voraussetzung oder Folge des Drogengebrauchs ist[17b]. Dennoch sind die Ergebnisse von Interesse, weil durch sie ein nicht unwesentlicher Beitrag zur Diskussion der Frage staatlicher Reak-

---

[17a] So hat *Lennertz*, Zeitschrift für Sozialpsych. 1, 48 (1970) über eine Mitteilung der Neurotizismus-Werte bei einer Haschisch konsumierenden Gruppe berichtet; er fand keine Abweichung von der theoretischen Normalverteilung. *Hausner* „Die Frankfurter Drogenszene" Diss. Frankfurt 1972, S. 48 ff. und *Rosenberg* „Young drug addicts: background and personality" J. Nerv. Ment. Dis. 148, 65 (1965) berichten dagegen von erhöhten neurotischen Werten bei Usern.

[17b] So auch *Wetz* „Jugendliche und Rauschmittel. Bericht über eine explorative Studie im Stadtgebiet Köln". Institut für Sozialforschung und Gesellschaftspolitik e. V., Köln 1971.

tionen auf den Rauschmittelgenuß, also auf die Frage: „strafen und/oder heilen?" geleistet wird.

Als zweiter Test sollten Skalen vorgelegt werden, die — verkürzt formuliert — messen, inwieweit die Befragten das Wertsystem teilen, welches allgemein mit den Begriffen „bürgerliche Gesellschaftsmoral", „konservativ autoritäre Haltung" u. ä. bezeichnet wird. Der Test besteht aus sechs Skalen:

1. Konservativismus Skala[18]
2. Symbolischer Autoritarismus Test[19]
3. Verbaler Autoritarismus Test[19a]
4. Dogmatismus Skala[19b]
5. Intoleranz der Ambiguität[19b]
6. Selbstbeurteilung[20/20a]

Diese Zusammenstellung sollte die möglichst umfassende Gewinnung der Daten über die persönlichen Einstellungen gewährleisten, welche eine mehr unkritische, sicher aber positive Haltung zu überkommenen Normen und Begriffen bezeichnen.

Der Verf. verdankt Herrn Dipl.-Psychologen *J. Schneider* die Auswahl und Komposition dieser Skalen.

Um eine durch die Reihenfolge der sechs Skalen möglicherweise bewirkte ungewollte Beeinflussung der Antworten zu vermeiden, sind alle Testbögen in jeweils gleicher Zahl in den 24 möglichen Variationen der Reihenfolge geheftet worden.

Ausschlaggebend für die Anwendung dieser Skalen war, daß die Rauschmittelwelle unter der ideologischen Flagge der Befreiung von den bürgerlichen Zwängen einer Leistungsgesellschaft angerollt war und auch heute noch häufig genug in untrennbarem Zusammenhang mit individual-liberalen politischen Vorstellungen erklärt wird. Den Verfasser interessierte, ob die beständige Verkündung dieser Ideen einhergeht mit einer tatsächlichen Über-

---

[18] Vgl. *Schneider/Mikmar* „Deutsche Neukonstruktion einer Konservatismus Skala" in Diagnostica XVIII/1 1972, 37.

[19] Diese Skala stammt von *H. W. Hogan* und ist bis zum Augenblick (Sommer 1972) mit den verwendeten Symbolen noch nicht veröffentlicht worden, vgl. *Hogan*, "A symbolic measure of Authoritarianism: an exploratory study" The journal of Social Psychology 1970, 82, 215—219. Dank dem freundlichen Entgegenkommen von Herrn *Hogan* und der Vermittlung von Herrn *J. Schneider* sind dem Verf. die Unterlagen zugänglich gemacht worden.

[19a] *M. v. Freyhold*, „Autoritarismus und Apathie", Frankfurter Beiträge zur Soziologie, Bd. 22, 1971.

[19b] *Brengelmann/Brengelmann* „Deutsche Validierung von Fragebogen dogmatischer und intoleranter Haltung", Zeitschrift für experimentelle und angewandte Psychologie 7, 451—471 (1960).

[20] *W. Strehse*, „Die Person-Beurteilung in der dyadischen Interaktion", Diss. 1969, Düsseldorf. Die Nr. 14 der Skala wurde geändert.

[20a] Text der Skalen im Anhang dieses Beitrages.

nahme dieses Gedankenguts. Sollte das nachgewiesen werden können, wäre damit ein Anhaltspunkt dafür gegeben, daß ernste Gesellschaftskritik, echtes und reflektiertes Unbehagen an der gesellschaftlichen Realität mitmotivierend für den Rauschmittelgebrauch wirken; daß der Rauschmittelgebrauch der Teil eines echten gesellschaftlichen Gegenmodells ist, bei dem die neuen Grundwerte bereits internalisiert sind.

Zeigte die Untersuchung hingegen ein Vorherrschen der so verdammten „alten sozialen Moral" auf, könnte das als Hinweis dafür verstanden werden, daß die Ideologie nur als schnell und leicht bereite Pseudoerklärung für andere Motivationen des Rauschmittelgebrauchs diente.

Kurz, der Verfasser versprach sich von der Anwendung dieses Tests eine Erhellung der Bedeutung individualistisch freiheitlicher Ideen beim Drogenkonsum.

Im dritten Teil der Befragung der jeweiligen Probanden sollte der Verfasser mit den Befragten ein auf Tonband aufgenommenes Gespräch im Rahmen eines halbstandardisierten Interviews halten. An bestimmten Stellen des Interviews sollten sog. offene Fragen gestellt werden, die abweichend vom strengen Leitfaden des übrigen Fragebogens ein freies Gespräch ermöglichen. Bei diesen offenen Fragen wurden Begriffe verwandt, die erfahrungsgemäß bei Usern einen gewissen Auslöseeffekt haben, der zum Erzählen veranlaßt[21]. Die Reizwirkung dieser Begriffe ist während einer einmonatigen Voruntersuchung in der Drogenszene von Berlin und Kaiserslautern ausprobiert worden.

Der Interviewbogen enthält drei Themengruppen, die allerdings bei der Befragung nicht derart gegliedert erscheinen, sondern bunt gemischt sind. Dadurch soll vermieden werden, daß falsch oder vorschnell gegebene Antworten bei sachlich unmittelbar anschließenden Fragen den Gesprächspartner zur konsequenten Fortführung der unzutreffenden vorangegangenen Äußerung zwingen.

Die Fragethemen betreffen einmal den algemeinen sozialen Umkreis der Probanden, wie z. B. Elternhaus, Ausbildung, Beruf, politische Betätigung bis hin zu Auskünften über Kontakte mit Fürsorge- und Strafverfolgungsbehörden; zum anderen wird die Drogengeschichte des Probanden von der Ersteinnahme bis zur Gegenwart durchleuchtet; und schließlich werden Fragen zur Selbstdarstellung der Gründe für den Rauschmittelgebrauch gestellt.

Durch die so gewonnenen Daten sollte Klarheit darüber geschaffen werden, in welcher sozialen Situation und unter welchen besonderen Umständen die Saarbrücker User zum Rauschmittelgebrauch gekommen sind und welches Selbstverständnis diesen Gebrauch motiviert.

Teilnehmende Beobachtung und die Ergebnisse der beiden anderen Tests sollten zusätzlich bei der Interpretation der Antworten als Korrektiv und Hinweis, insbesondere bei der Selbstdarstellung der Probanden dienen.

---

[21] Der Text des Fragebogens ist im Anhang zu dieser Abhandlung abgedruckt. Die offenen Fragen sind mit x gekennzeichnet.

2. Kapitel
Probleme der empirischen Forschung in der Drogenszene

Um es gleich vorwegzunehmen: Die oben im 1. Kapitel bei I. dargelegten theoretischen Erwägungen, die am Beginn der Untersuchung standen, haben sich zumindest in einem Punkt als so theoretisch erwiesen, daß die Studie in ihrem ersten Abschnitt steckenblieb. Da jedoch noch mehrere Faktoren auftraten, die den Unterschied zwischen Vorplanung und Durchführungsmöglichkeiten deutlich machten, soll über den Versuch und die Schwierigkeiten empirischer Forschung in der Szene berichtet werden, bevor die Diskussion und Auswertung der dennoch erlangten Daten erfolgt.

I. Der Kontakt zur Drogenszene

Da Voraussetzung der Befragung war, daß der Verfasser als integrierter Teil in der Szene die einzelnen Personen befragte, mußte er zunächst einmal den Zugang zur Szene finden. Durch einen glücklichen Zufall fand sich eine Gelegenheit, in Berlin 14 Tage am Leben einer rauschmittelgebrauchenden Wohngemeinschaft teilzunehmen. In dieser Zeit konnte der Verfasser erste Einblicke in Reaktionsschemata und Rollenverständnis solcher Gruppen nehmen und versuchen, sein Verhalten dem so weit anzupassen, daß er nicht mehr als störend empfunden wurde.

In der Saarbrücker Szene mußten sich nun diese Erfahrungen bewähren. Die einschlägigen Lokale und Plätze waren zwar einfach ausfindig zu machen. Doch das Mißtrauen der User, die sich dem Außenstehenden als verschworene Drogengemeinschaft darstellten, verhinderte echte Kontakte. Der Verfasser blieb zunächst ein zwar geduldeter aber von den eigentlichen sozialen Vorgängen ausgeschlossener Besucher. Daran mochte das äußere Erscheinungsbild des Verfassers (Mit)Schuld tragen. Wenngleich noch unter 30 Jahren — trau keinem über 30! — ergaben fehlende Barttracht sowie spärliches und zudem noch kurz geschnittenes Haupthaar wohl ein zu preußisches Bild, zu welchem kein Typ[22] so recht Vertrauen fassen konnte. Weitere Nahrung erhielt dieses mangelnde Vertrauen durch die Zuordnung des Verfassers zu den Etablierten, zu „den anderen“ also. Selbst die Erteilung einiger nur zögernd eingeholter juristischer Ratschläge vermochte die Situation nicht entscheidend zu ändern.

Sehr bald wurde deutlich, daß das Mißtrauen insbesondere deshalb anhielt, weil der Grund der Kontaktversuche nicht klar war. Da der Verfasser selbst keine Drogen nahm und auch nicht damit handelte, drängte sich der Verdacht auf, er sei ein Spitzel. Auch der Hinweis auf das Forschungsprojekt half wenig. Die Erklärung des Verfassers, eine angemessenere Behandlung der Rauschmittelproblematik als sie vom Opiumgesetz bzw. ab Januar 1972 von dem Betäubungsmittelgesetz vorgesehen sei, könne nur erwartet werden, wenn Studien wie diese vorgenommen werden könnten,

---

[22] Diese Bezeichnung ist nicht etwa abwertend, sondern entspricht dem Wortgebrauch in der Szene. Ein Typ ist ein männliches Mitglied der Szene.

wurden zwar freundlich zur Kenntnis genommen. Man hatte jedoch in der Szene schon häufig Bekanntschaft mit Forschern gemacht — es schien eine Zeitlang Mode gewesen zu sein, Doktoranden mit einigen Fragebögen in die einschlägigen Lokale zu schicken. Diese Forscher aber, so wußte man, blieben immer nur so lange wie sie brauchten, um ihre Bögen ausgefüllt zu erhalten. Da der Verfasser erst den Kontakt haben und dann die Fragen stellen wollte, mußte er am eigenen System leiden.

Zwei ebenso glückliche wie zufällige Geschehnisse halfen weiter. Ein Fixer war festgenommen worden, weil er — wie man unter Eingeweihten wußte, zu Recht — mit einem Apothekeneinbruch in Verbindung gebracht wurde. Da er keinen festen Wohnsitz hatte und zudem erheblich vorbestraft war, schien Untersuchungshaft nach der hiesigen Gerichtspraxis unausweichlich. Diese Aussicht war so besonders bedrohlich, weil es sich um einen physisch total abhängigen Fixer handelte, der — wie dem Verfasser von allen Betroffenen bestätigt wurde — im Gefängnis auf keine Behandlung hoffen konnte und dem die Schrecken des „cold turkey", der schweren Entzugserscheinung bei plötzlichem Absetzen der gewöhnten Droge also[23], unmittelbar vor Augen standen. Um Hilfe angegangen, konnte der Verfasser bei der Strafverfolgungsbehörde vermitteln und den Betroffenen bei der Schaffung eines festen Wohnsitzes unterstützen, so daß keine U-Haft angeordnet wurde.

Wiewohl dieses Vorgehen für einen Juristen keine besondere Leistung darstellte, verbreitete sich sogleich die Mär von der Macht und dem guten Willen des Verfassers. Zwar war diese „Macht" die des verrufenen Establishments, da sie jedoch zum Wohle einer der User wirkte, störte sich niemand daran; vielmehr nahmen mehrere das zum Anlaß, ihre Zurückhaltung langsam abzubauen.

Kurz nach diesem Vorfall erlangte der Verfasser Kontakt zu einer Wohn- und Drogenkommune, die sich bislang immer sehr stark abweisend gezeigt hatte. Es ergab sich die Möglichkeit mit einer dort vorgefundenen Violine sich den Klängen von Maultrommel, Bambusflöten und Bongos[24] zuzugesellen. Wenngleich die derart beigesteuerten Klänge eher Brahms und Debussy verpflichtet waren, wurden sie mit Wohlgefallen als psychedelisch anerkannt. Nunmehr gelangte man zur Auffassung, der Verfasser sei „in". Er hatte auf einem Gebiet seine Integrationsfähigkeit gezeigt; das reichte, um fehlende andere Zugehörigkeitsmerkmale wie Drogeneinnahme, bunte

---

[23] Es treten dabei auf: schwere depressive Verstimmungen, unerträglicher Gliederschmerzen, Nervenkrämpfe, Magenkrämpfe und beständiges Erbrechen, Schweißausbrüche und Schüttelfrost etc. Die Entzugserscheinungen können zum Tod führen. Der Betroffene kann bis zum Selbstmord getrieben werden, weil er meint, er könne diesen totalen physischen und psychischen Zusammenbruch nicht ertragen. Vgl. hierzu *Schmidbauer/Scheidt* „Handbuch der Rauschdrogen", S. 132 ff. mit weiteren Nachweisen.

[24] Zur Zeit der Studie waren diese Instrumente notwendige und beständig benutzte Accessoires in den Wohngruppen der User.

perlenbehangene Kleidung, langes Haupt- und Barthaar etc. zu kompensieren.

Wenn auch häufig behauptet wird, daß nicht die äußeren Zeichen über die Zugehörigkeit entschieden[25], so wird das doch durch diese und viele spätere Erfahrungen des Verfassers für den untersuchten Bereich in Frage gestellt. Häufig konnte erlebt werden, daß Fremde nur deshalb leicht akzeptiert wurden, weil äußere Erscheinung und soziales Rollenspiel den Mustern der Szene entsprachen.

Nunmehr war endlich der Grundstein zu einem relativ vertrauensvollen Kontakt gelegt, auf dem aufgebaut werden konnte.

In diesem Zusammenhang sollte erwähnt werden, daß dem Verfasser zwar sehr häufig Rauschmittel jeder Art zum kostenlosen Gebrauch angeboten wurden, jedoch niemals echte Konflikte entstanden, wenn diese Angebote ausgeschlagen wurden. Auf Anwürfe, der Verfasser könne kein echtes Verständnis für die User erlangen, wenn er nicht selbst zumindest einige Stoffe genommen habe, wurde etwa folgendes erwidert: „Wie Ihr von Euch und Euren Freunden wißt, wirkt bei jedem das gleiche Rauschmittel doch unterschiedlich. Jeder hat sein ganz und gar individuelles Erlebnis, von welchem er wohl erzählen kann; das Erlebnis selbst, in dieser Form kann jedoch niemand nachvollziehen. Dennoch glaubt Ihr, die so Erzählenden verstehen zu können. Ich höre nun ebenfalls diesen Erzählungen zu und damit geht es mir nicht anders als Euch. Wir unterscheiden uns nur darin, daß ich für meine individuellen Erlebnisse nicht die Hilfe der Drogen, die Ihr zu nehmen pflegt, bedarf."

Da mit der Ausnahme einiger Fixer allgemein Übereinstimmung darüber bestand, daß nicht die Droge, sondern das (durch sie vermittelte) Erleben bedeutsam sei, wurde diese Argumentation in der Regel akzeptiert. Wesentlich war hierbei noch, daß sich der Verf. im übrigen jeder wertenden Stellungahme zum Rauschmittelgebrauch enthielt und lediglich auf Anfragen über den Stand der Forschung zur Wirkungsweise und der Gefährlichkeit von den verschiedenen Rauschmitteln referierte.

Bemerkenswert ist allerdings, daß während der gesamten Zeit der Tätigkeit in der Szene beständig um Glaubwürdigkeit gerungen werden mußte. Es vergingen nie auch nur zwei Monate, ohne daß nicht irgendwo ein Gerücht auftauchte, der Verfasser sei ein Polizeispitzel, ein Mann vom Verfassungsschutz oder ähnliches. Es nahm immer wieder viel Zeit und Mühe in Anspruch, diese Gerüchte aus der Welt zu schaffen. Das wohl insbesondere auch deshalb, weil sehr viele User — und zwar gleichermaßen Fixer wie

[25] So beispielsweise *Gary Snyder* in „Buzuku-The Tribes" Vol. 2 No 1: „Wie erkennen sie einander? Nicht immer an den Bärten, langen Haaren, nicht daran, daß sie barfuß sind oder Perlenschnüre tragen. Das wahre Merkmal ist das gewisse Glänzen und Zärtlichkeit im Blick, ihre Ruhe und Güte, ihre Begeisterung und Ungezwungenheit" (zitiert nach *W. Hollstein* „Der Untergrund", 1969, S. 131).

Nichtfixer — leichte, aber deutlich erkennbare Zeichen von Verfolgungswahn zeigen. In einem solchen Zustand wird bedrohlichen Vermutungen nur allzu leicht Glauben geschenkt.

II. Forschen und/oder helfen?

Nun, da der Kontakt in seinen Grundzügen einmal hergestellt war, verlief zunächst alles planmäßig. Es bereitete keine übergroßen Schwierigkeiten mehr, über das Leben der Einzelnen etwas zu erfahren. Der Verfasser kannte nach einigen Wochen sowohl aus beiläufigen Berichten von Gruppenmitgliedern, wie auch aus eigenen Erzählungen der Betroffenen, bei etwa 30 Personen genügend Daten, um grobe Schwindeleien bei Beantwortung der Testfragen von vornherein aufzudecken.

1. Kontaktierte Gruppen — Gruppenbildung in der Szene

Wenn hier von einer Gruppe gesprochen wird, die der Verfasser kennen lernte, so heißt das nicht, daß es sich um eine Mehrzahl von Personen handelte, die im Gefühl einer wie auch immer motivierten Zusammengehörigkeit in beständigen näheren Beziehungen zueinander lebten. Gemeint ist hier zunächst die Vielzahl der Personen, zu denen der Verfasser die ersten intensiveren Kontakte knüpfen konnte. Zwar kann man die gewohnheitsmäßigen User, die Personen, die hier zum Kern der Szene gezählt werden also, dadurch zwanglos den übrigen gesellschaftlichen Gruppierungen gegenüberstellen, daß ein gewisses, der gemeinsamen Verachtung für die rauschmittelintolerante Gesellschaft entspringendes Solidaritätsgefühl vorherrscht. Diese Solidarität bewährt sich jedoch regelmäßig nur in der Verachtung der „Etablierten". Eigentliche interpersonale Beziehungen bestehen nur in den vielen kleineren Einzelgruppen, aus denen die Saarbrücker Szene besteht. Die zusammenhaltenden Gemeinsamkeiten dieser Cliquen sind neben persönlichen Sympathien insbesondere das Interesse an einer Wohn- oder Schlafstätte und der Zugang zu Rauschmitteln.

Auffallend ist die Existenz einiger Männer zwischen 20 und 28 Jahren, die echte Einzelgänger sind, jedoch bei allen kleinen Gruppen jederzeit bereitwillig wie Mitglieder aufgenommen werden. Über diese Personen weiß niemand Genaueres, sie selbst äußern sich kaum. Diese Besonderheit erklärt sich wohl daraus, daß jene Einzelgänger wichtige Kontaktpersonen zu offenbar größeren Rauschmittelhändlern sind. Denn selbst in Zeiten großer „Versorgungsengpässe" konnte bei ihnen immer noch etwas Stoff aufgetrieben werden. Interessant ist, daß diese Kontaktpersonen, Zwischenhändler oder wie man sie auch nennen mag, keine echte Dealermentalität zeigen. Sie sind selbst User, zwei von ihnen sogar notorische Fixer, und nicht geneigt, viel Geld zu verdienen. Sie dealen offenbar nur für die Erhaltung des eigenen, ausnahmslos recht kargen Lebensunterhalts, wozu freilich auch die Versorgung mit „Stoff" zählt. Der Verfasser hat sogar selbst erlebt, wie einer von ihnen Heroin im Handelswert von etwa 20 000,— DM binnen 10 Tagen verschenkte. Allerdings stammte dieses Gift aus vergrabenen persönlichen Vorräten, welche hinwiederum durch kriminelle Handlungen, also kostenfrei, erlangt worden waren.

2. *Über die Schwierigkeit, sich in der Szene ausschließlich mit Forschung zu beschäftigen*

Noch bevor der Verfasser bei diesem Kreis der erstkontaktierten Personen die Testanwendung begonnen hatte und auch bereits vor der Erweiterung des Bekanntenkreises über diese Gruppe hinaus, tauchten jedoch unvorhergesehene Probleme auf.

Ab einem gewissen Grade der Vertrautheit an geschah es, daß der Verfasser als Berater und Helfer in allen Lebenslagen in Anspruch genommen wurde. Die User waren regelmäßig in psychischen und sozialen Problemsituationen, die sie allein nicht meistern konnten. Echte Elternfiguren hatten die meisten nie gekannt oder schon lange nicht mehr zur Verfügung gehabt, so daß es verständlich war, daß der Verfasser schnell zur Vaterfigur hochstilisiert wurde. Auf diese Weise diente er gleichzeitig als Objekt der Aggressionen wie als bereiter Helfer in Nöten.

Die hiermit beginnende Entwicklung nötigt nunmehr den Verfasser, der doch ausging, um die Motivationsverläufe der Rauschmittelbenutzer aufzuzeichnen, von einem bei ihm selbst von den Usern in Gang gebrachten Motivationsverlauf zu berichten.

War zunächst das Motiv für die Hilfeleistung in der Szene der Wunsch in Erfüllung der Validitätsvoraussetzungen[26] Kontakt zu den Mitgliedern der Szene zu erhalten, so änderte sich das im Augenblick, wo diese Kontakte begründet waren. Jetzt war das Interesse für die vielfältigen Einzelprobleme erwacht. Dieses Interesse hatte zunächst ausschließlich wissenschaftlichen Bezug, war doch eine intensive Kenntnis solcher Probleme ein wertvoller Beitrag zur Auswertung und Ergänzung der Studie.

Bald kam aber der Augenblick, in dem der Verfasser nicht ohne Erstaunen eine Art ohnmächtiger Wut empfand über die eigene und die Unfähigkeit der Gesellschaft, den Drogenabhängigen wirkliche Hilfe zu leisten. Zu dieser Zeit waren die frustrierenden Erfahrungen, die von der bürgerlichen Gesellschaft beschert worden waren, nicht unbeträchtlich.

Da war die siebzehnjährige Fixerin, die in eine Releasewohngemeinschaft gezogen war und nach zweijährigem Herumgammeln eine Berufsausbildung ansteuerte: Plötzlich kamen die Eltern, die zehn Jahre lang kein Interesse an dem Kind gezeigt hatten, rissen es aus der Gruppe und auch das Vormundschaftsgericht konnte nicht helfen. Ergebnis: Verstärktes Wiederaufleben der Fixerei, vermehrte Gleichgültigkeit.

Da war der zwanzigjährige Fixer, Heimkind und vor zehn Monaten aus dem Gefängnis entlassen. Wider allen Erwartungen erzog er sich selbst

---

[26] Vgl. oben S. 54, 57, 58.

erfolgreich und blieb fünf Monate drogenfrei. Alle Versuche, ihm eine Arbeit zu vermitteln, scheiterten. Heute setzt er sich wieder sechs Schuß pro Tag.

Und da war der neunzehnjährige Speedschießer[27], der mit dem „Gilb"[28] in ein Krankenhaus ging und wegen der ihn diskriminierenden Behandlung — ein langhaariger, dreckiger, asozialer Fixer soll froh sein, wenn er überhaupt aufgenommen wird! — vorzeitig und fluchtartig die Pflegestätte verließ. So war ihm die Leberzirrhose schon früher als erwartet sicher.

Diese Beispiele ließen sich beliebig vermehren.

Hinzu kamen unzählige Mißerfolge, die aus der Unbeständigkeit und Unzuverlässigkeit der User selbst resultieren.

Der Zustand, daß man einerseits mit einem erheblichen Leidensdruck der User konfrontiert war und sich andererseits mit Hilfsmaßnahmen nicht einmal auf die User selbst, geschweige denn auf andere Personen oder Institutionen verlassen konnte, erschien unerträglich.

Die Einspannung in dieses neue soziale Netz von Verbindungen und Verbindlichkeiten war jedoch zu weit vorangeschritten, als daß man sich dem Ganzen hätte entziehen können. So blieb nichts als der Versuch, Leiden zu mildern und Hilfe zu organisieren.

In dieser Zeit geschah es dann wohl, daß die begonnene Untersuchung plötzlich allenfalls noch für zweitrangig erachtet wurde. Die Situation war einigermaßen absurd: Die durch theoretische Validitätserwägungen geforderte Integration in die Szene war vollzogen, gleichwohl war damit die praktische Durchführung der Studie ernstlich in Frage gestellt.

Selbst wenn der Verfasser nun noch die schnelle Durchführung der Untersuchung hätte retten wollen, wäre das kaum mehr möglich gewesen. Die Inanspruchnahme durch die Freunde aus der Szene war total: Hatte jemand morgens um 5.00 Uhr plötzlich Gewissensbisse oder Angst wegen eines aufgebrochenen und entwendeten Autos, dann stand er zur selben Stunde vor der Haustür und bat den Verfasser, doch bitte die Sache wieder einzurenken. Kam jemand nachts um 1.00 Uhr nicht von einem Horrortrip herunter, so klingelte das Telefon und den Verfasser konnte es nur mäßig trösten, daß ein befreundeter Psychiater oder Psychologe ebenfalls aufstehen mußte, um helfend einzugreifen. Wurde jemand festgenommen, was recht häufig geschah, mußte erste juristische Hilfe erteilt und dann ein Rechtsanwalt — der natürlich kostenfrei arbeiten sollte — vermittelt werden. Saßen Freunde ihre Freiheitsstrafe ab oder in U-Haft, wurde man fast täglich wegen größerer oder kleinerer Nöte gerufen[29].

---

[27] Jemand, der sich Amphetamine spritzt.

[28] Szenenjargon für Gelbsucht.

[29] Die oben auf S. 65 erwähnten Verdächtigungen tauchten dennoch auch während dieser Zeit immer wieder auf!

Hinzu kamen sehr bald Anrufe und Besuche ratloser Eltern und Erzieher, die sich Auskunft über den Verbleib von Zöglingen, den Grund für den Drogengebrauch ihrer Kinder, über Möglichkeit und Nutzen von Unterbringung in privaten Releasegruppen und und und und ... erhofften.

3. *Helfer in der Drogenszene*

Zur Vervollständigung dieses Bildes darf nicht unerwähnt bleiben, daß sich in der Saarbrücker Szene ein nicht unbeträchtlicher Kreis von Helfern zusammengefunden hatte und noch besteht. Etwa 15 Personen, Studenten, ausgebildete Psychologen, Juristen und Ärzte leben mit Usern zusammen und versuchen, teils im Alleingang, teils in Kooperation, in jedem Fall aber unter Außerachtlassen aller ihrer wirtschaftlichen und gesellschaftlichen Interessen, den Usern beizustehen. Darüber hinaus versuchen eine Vielzahl von meist jungen Leuten, ständige Kontakte zur Szene zu halten und sich dabei sozial zu betätigen.

Der Hilfswilligen sind daher genügend vorhanden. Es bleibt allerdings neben der Frage der Zweckmäßigkeit einer kooperativen Zusammenwirkung die Frage der Kompetenz. Ein befreundeter Psychiater, der im klinischen Betrieb sich viel mit Drogenabhängigen beschäftigt, und recht guten Einblick in die Szene hat, meinte einmal, als das Gespräch auf diese Helfer kam: „Es gibt zwei Arten von Mitgliedern der Szene. Die einen versuchen ihre Probleme mit der Droge zu lösen, die anderen dadurch, daß sie versuchen, ersteren zu helfen.“ Diese Äußerung ist sicherlich stark überspitzt und kann nicht generalisiert werden. Sie ist jedoch auch nach den Erfahrungen des Verfassers insoweit nicht gänzlich unzutreffend, als häufig fachlich nicht vorgebildete Hilfswillige sich zwar ausnahmslos mit eindeutig positiver Motivation an die Arbeit machen, aber wegen starker Affinität zur Persönlichkeitsstruktur und Lebensart der User nicht den Abstand schaffen können, der Voraussetzung für eine wirkliche Hilfeleistung ist. Solche Konstellationen sind nicht nur deshalb äußerst problematisch, weil unter allen Umständen vermieden werden sollte, daß bei untauglichen, weil unqualifizierten Hilfsversuchen den Hilfebedürftigen nur noch mehr geschadet wird — auch der gute Wille rechtfertigt nicht das unkontrollierte Spiel mit menschlichen Existenzen.
Besonders heikel werden diese Situationen vielmehr auch deshalb, weil Hinweise auf möglicherweise noch fehlende Sachkunde erstaunlich oft entweder als Mißachtung sozialer Gesinnung oder gar als autoritär repressive Manipulierung gesellschaftlicher Basisarbeit verstanden werden[30].

Da durch diese Beschäftigung der Verfasser nach einem Jahr immer noch im ersten Abschnitt der Untersuchung verweilte und auch keine unmittelbare

[30] Die wünschenswerte Koordination der Arbeit verbunden mit fachlicher Anleitung scheint sich jetzt erfreulicherweise abzuzeichnen. Nach langen Mühen ist es nunmehr gelungen, in Saarbrücken eine Drogenberatungsstelle nicht nur zu gründen, sondern auch die Personen gemeinsam zur Mitarbeit zu gewinnen, die zuvor einzeln als freie Hilfe in der Szene gewirkt haben.

Aussicht bestand, in absehbarer Zeit die Forschung wie geplant weiterzuführen, entschloß er sich, die bislang erhaltenen Daten kurzerhand auszuwerten und den hier vorliegenden Bericht über den Versuch einer empirischen Studie zur Information all derer zu geben, die ähnliches vorhaben.

III. Die Forscher in der Szene und ihre Forschungsobjekte

Wie oben bereits angedeutet[31], hat die Saarbrücker Drogenszene auch das Interesse anderer Wissenschaftler erregt. Häufig kommen sie in die einschlägigen Lokale, versuchen User zu gewinnen, einige ihrer Fragebogen auszufüllen und verschwinden wieder.

Über die Validität solchermaßen gewonnener Ergebnisse sind bereits oben Ausführungen gemacht worden[32].

An dieser Stelle bewegt den Verfasser anderes. Eine solche Art der Befragung hat für den betroffenen oder auch nur zuschauenden User zweierlei Auswirkungen. Zunächst wird ihm ein Gefühl der Wichtigkeit vermittelt, welches er regelmäßig nie zuvor in seinem Leben durch die Aufmerksamkeit „der Gesellschaft" bestätigt erhalten hatte. Es ist häufig das erste Mal überhaupt, daß ein „Etablierter" ihn um seiner Person, um seiner Eigenheit Willen ernst nimmt. Daß diese Aufmerksamkeit ihn gerade deshalb trifft, weil er Rauschmittel nimmt, ist ein Umstand, der nicht dazu beitragen wird, seine Motivation zum Drogengebrauch zu schwächen[33].

Eine weitere, nicht so deutlich hervortretende, aber nichtsdestoweniger entstehende Folge, ist mehr allgemein menschlicher Art. Trotz des zunächst vermittelten Gefühls der Wichtigkeit bleibt dem so Gefragten ein ungutes Gefühl. Es dauert nicht lange, bis er ahnt, daß er als bloßes Forschungs*objekt* gedient hat, daß er nicht viel anders als ein seltenes Tier im Zoo begutachtet worden ist.

All das, was einen Kontakt ausmacht, der die Menschenwürde des Gegenübers und seine Personalität berücksichtigt[34], fehlt bei solchen Aktionen.

---

[31] Vgl. oben S. 64.

[32] Vgl. 1. Kapitel, I.

[33] Hier wohl liegt auch einer der Gründe für die hohen Rückfallquoten bei der Behandlung Drogenabhängiger (vgl. etwa *Wanke*, Saarländisches Ärzteblatt 1971, S. 541; *Feldmann/Bange*, Praxis der Kinderpsychologie und Kinderpsychiatrie, 1972, S. 31): Je weiter ein ehemaliger User Abstand von der Droge erlangt hat, desto geringer wird naturgemäß die Aufmerksamkeit, die man ihm von seiten der Behandelnden zuwendet. Wenn der Ex-User nun nicht in einem neuen Kreis Anschluß gefunden hat, wo er auf andere Weise Anerkennung und Beachtung findet, so liegt es nahe, daß er wieder zur Droge greift, um das Interesse erneut auf sich zu lenken.

[34] Zur Respektierung der personalen Individualität im zwischenmenschlichen Kontakt als wesentliches Merkmal menschlicher Würde vgl. *Kühne*, „Strafprozessuale Beweisverbote und Art. 1 I GG. Zugleich ein Beitrag zur Auslegung des Rechtsbegriffs Menschenwürde", 1970, S. 116 ff.

Da sich die User meistens sowieso als von der Gesellschaft frustriert verstehen und hierbei eine starke Sensibilität entwickeln, ist ein solches Erlebnis Grund zu weiterer Verbitterung.

Es erübrigt sich eigentlich zu betonen, daß für die Erstellung von sog. life-Berichten aus der Szene — von Funk, Fernsehen und Illustrierten immer wieder begeistert unternommen, um dankbar sich gruselnde Zuhörer und Zuschauer zu unterhalten — gleiches gilt.

Will man die hier geschilderten Auswirkungen mildern, ohne ganz von solchen Befragungen abzusehen, so wird es sich empfehlen, daß die interessierten Wissenschaftler der jeweiligen örtlichen Szene sich verständigen, um bei Fragebogenaktionen diese dann alle auf einmal durch möglichst wenige verschiedene Leute durchzuführen. Auf diese Weise spart man nicht nur Forschungsaufwand, sondern beunruhigt auch die User nur für eine sehr begrenzte Zeit.

Sollen die negativen Folgen ganz ausgeschlossen werden, so muß man auf Explorationen im Rahmen psychologischer, psychiatrischer oder sonst medizinischer Behandlung verweisen.

IV. Kollisionen mit Strafrecht und Strafverfolgungsbehörden bei der Drogenforschung

Derjenige, welcher zu Forschungszwecken am Leben in der Drogenszene teilnehmen will, muß sich darüber klar werden, daß er den Behörden, insbesondere Strafverfolgungsbehörden und Gerichten, mannigfaltige Kollisionsmöglichkeiten bietet.

Das relativ harmloseste, was passieren kann, ist noch das Hineingeraten in eine Razzia. Hier kann man allenfalls Gefahr laufen, auf eine polizeiinterne schwarze Liste der rauschmittelverdächtigen Personen gesetzt zu werden. Die von freiwilligen Helfern geäußerte Befürchtung, bei ihrer zukünftigen Ernennung zum Beamten an der Universität oder bei Justizbehörden könnten sich solche Erfassungen negativ auswirken, haben sich bisher zum Glück nicht bestätigt.

Problematisch wird es allerdings, wenn Rauschmittelproben etwa zum Zwecke der chemischen Analyse in der Szene von Forschern aufgekauft werden. Gerade in Anbetracht der sowohl im Schrifttum als auch in der Szene selbst immer wieder auftauchenden Fama, es werde Haschisch vermischt mit Opiaten angeboten[35], wäre ein regelmäßiger Ankauf von Haschischproben durchaus wünschenswert. Nach dem Opiumgesetz in Verbindung mit der Verordnung über Bezugsscheine für Betäubungsmittel und der Verordnung über die Befreiung von der Bezugsscheinpflicht von Betäubungsmitteln war der Erwerb von Rauschmitteln direkt vom Händler in

[35] Etwa A. *Kreuzer* „Kriminologische, kriminalpolitische und strafjustizielle Aspekte des Drogenwesens in der BRD“ in Grundlagen der Kriminalistik Bd. 9, S. 10; *Lösch/Mattke* u. a. „Drogenfibel“ 1971, S. 41.

der Szene nicht erlaubt. Die vom allgemeinen Verbot ausgenommenen Drogen mußten aus legalen Quellen bezogen werden, §§ 3, 4 Opiumgesetz in Verbindung mit §§ 1, 2, 5 Bezugsscheinverordnung, §§ 1, 2 Verordnung über die Befreiung von der Bezugsscheinpflicht. Bis Januar 1972 war es somit nicht möglich, eine solche Untersuchung durchzuführen, ohne die Strafnormen des § 10 Abs. 1 Nr. 1, 2, 4 Opiumgesetz zu verletzen[36].

Das neue Betäubungsmittelgesetz vom 10. 1. 1972 hat diesbezüglich eine Möglichkeit zugunsten des Forschers offengelassen. Nach § 9 Betäubungsmittelgesetz kann das Bundesgesundheitsamt Ausnahmen vom Erwerbsverbot hinsichtlich des Cannabisharzes und der Rückstände von Rauchopium dann zulassen, wenn der Erwerb, Handel etc. „wissenschaftlichen oder anderen im öffentlichen Interesse liegenden Zwecken" dient. Offen bleibt allerdings die Frage, warum der Gesetzgeber diese Ausnahme nur auf die beiden Rauschmittel beschränkt hat. Man denke sich nur den Fall, daß ein durch Erlaubnis des Bundesgesundheitsamts gedeckter Haschischankauf sich als Kauf einer Haschisch-Heroin-Mischung erweist. Wenn der Erwerb gerade deshalb getätigt worden war, um dem Gerücht vom „verbesserten Haschisch" nachzugehen, hatte der Forscher also damit gerechnet, möglicherweise auch andere Rauschmittel als Haschisch zu erwerben. Er hätte sich daher nach § 11 Abs. 1 Nr. 1, 3 Betäubungsmittelgesetz wegen vorsätzlichen (dolus eventualis) Deliktes, auf jeden Fall aber nach § 11 Abs. 1 Nr. 1, 3 in Verbindung mit § 11 Abs. 3 Betäubungsmittelgesetz wegen fahrlässigen Verstoßes gegen das Verbot des Rauschmittelerwerbs strafbar gemacht.

Ein solches Ergebnis ist kaum verständlich. Vernünftigerweise wird man hier in der zukünftigen Rechtsprechung über die verfassungsrechtliche Garantie der Freiheit der Wissenschaft (Art. 5 Abs. 3 GG) zu einer erweiterten Auslegung des § 9 Betäubungsmittelgesetz gelangen müssen[37].

Eine andere Neuerung des Betäubungsmittelgesetzes ist geeignet, den Forscher in Delikte zu verwickeln, die nach dem Opiumgesetz noch strafrechtlich neutrale Handlungen waren.

Nach § 11 Abs. 1 Nr. 7 Betäubungsmittelgesetz ist das bloße Überlassen von Rauschmitteln zum Genuß strafbar. Folgt man der amtlichen Begründung zu diesem Gesetz[38], dann ist dieser Tatbestand bereits durch ein bloßes Weiterreichen eines Joints innerhalb einer Raucherrunde verwirkt, obgleich der Weitergebende selbst nicht geraucht hat.

Will der Forscher sich an der gesellschaftlichen Kommunikation innerhalb der Szene wenigstens in den Grundzügen beteiligen und sich schon aus reiner Höflichkeit nicht dagegen sträuben, eine Pfeife oder eine Zigarette

---

[36] Es sei denn, man nimmt mit *Eser*, ZRP 1971, 102 (104) einen aus Art. 5 III GG unmittelbar entnommenen Rechtfertigungsgrund an.

[37] Vgl. auch *Eser*, ZRP 1971, 102.

[38] Amtliche Begründung, Bundestags-Drucksache VI/1877, S. 9.

weiterzureichen, nur weil sie Haschisch enthalten könnte[39], bedarf er einer Genehmigung des Bundesgesundheitsamtes[40]!

Hat ein Wissenschaftler es gar vor, aus Gründen der Kontakterleichterung selbst hin und wieder an einem Joint zu ziehen, entstehen ähnliche Probleme. Es ist zwar oben ausgeführt worden, daß der Verfasser, auch ohne sich selbst am Rauschmittelgebrauch beteiligen zu müssen, den gewünschten Kontakt erhielt. Damit ist aber natürlich nicht gesagt, daß es nicht Situationen geben könnte, in denen das Mitrauchen für den Forscher als durchaus angebracht erschiene.

Sieht man den Genuß von Rauschmitteln als intensivste Form des Erwerbs an — in Übernahme der Formulierung *von Hippels* zu § 259 StGB[41] könnte man hier sagen: Das in sich bringen ist die stärkste Form des An-sich-bringens —, so träte eine Strafbarkeit gem. § 11 Abs. 1 Nr. 6 a Betäubungsmittelgesetz ein. Auch hier bedarf es einer Ausnahmegenehmigung des Bundesgesundheitsamtes, will man einen Gesetzesverstoß vermeiden.

Schwieriger wird es, wenn der Forscher sein Verhalten am Verbot des § 257 StGB, Begünstigung, mißt.

Da die Fragebogen sich regelmäßig auch mit der Art des Erwerbs von Drogen beschätigen[42], bleibt es nicht aus, daß die Forschungsunterlagen Auskünfte über Apothekeneinbrüche, Rezeptfälschungen, Rauschmittelhandel größeren Stils, Autodiebstähle (meist getätigt, um an den Ort des geplanten Apothekeneinbruchs zu gelangen) usw. enthalten. Polizei, Staatsanwaltschaft und Strafrichter haben deshalb ein lebhaftes Interesse, diese Unterlagen einzusehen. Einerseits gewährt die Strafprozeßordnung dem Wissenschaftler im Unterschied etwa zum Geistlichen oder Rechtsanwalt nicht das Privileg der Beschlagnahmefreiheit schriftlicher Unterlagen, §§ 52, 53, 97 StPO. Die Polizei könnte also unter den in der Strafprozeßordnung genannten Voraussetzungen (die zu beschlagnahmenden Gegenstände müssen in irgendeiner Station eines Strafverfahrens als Beweismittel von voraussichtlicher Bedeutung sein) auch die Forschungsunterlagen eines Wissenschaftlers beschlagnahmen.

Andererseits beruht die Möglichkeit, überhaupt Informationen von Usern zu erhalten, auf der Voraussetzung, daß alle Äußerungen mit absoluter Diskretion behandelt werden. Sobald bekannt wird, daß jemand wegen seiner Erklärungen einem Forscher gegenüber Schwierigkeiten mit Polizei, Staatsanwaltschaft oder Gericht gehabt hat, wird niemand mehr auch nur ein vertrauliches Wort äußern.

---

[39] § 11 I Nr. 7 ist gemäß § 11 III BetMG auch in fahrlässiger Begehung strafbar!

[40] Da der Verf. keine solche Genehmigung hatte, sieht er aus leicht verständlichen Gründen von einer näheren diesbezüglichen Schilderung seiner Erlebnisse ab.

[41] *v. Hippel*, „Lehrbuch des Strafrechts" 1932, S. 267 Anm. 3; vgl. dazu auch *Schönke/Schröder*, StGB, 16. Aufl. 1972 Rdn. 27 zu § 259 mit weiteren Nachweisen.

[42] Vgl. im Anhang zu diesem Beitrag etwa die Frage Nr. 24 im persönlichen Interviewbogen.

Mit diesen beiden gegeneinander stehenden Faktoren konfrontiert, wird man dazu neigen, die Fragebogen so zu verschlüsseln, daß kein Außenstehender erkennen kann, welche Aussagen zu welcher Person gehören.

Hier nun rutscht man unversehens in den Bereich der Strafdrohung des § 257 StGB, Begünstigung.

Gibt der Wissenschaftler wahrheitswidrig an, er wisse selbst nicht, wer von den Befragten welche Äußerungen gemacht habe, so hat er sich nach der Rechtsprechung einer persönlichen Begünstigung schuldig gemacht[43]. Weigert er sich hingegen, vor Gericht darüber Auskunft zu erteilen, so droht ihm mangels eines Zeugnisverweigerungsrechts die Verurteilung zu einer Ordnungsstrafe, die bis zu 6 Wochen Haft gehen kann, § 70 StPO.

Fürwahr, eine wenig beneidenswerte Situation. Man kann nur hoffen, daß diese Lage bald entschärft wird, etwa durch Anerkennung eines Zeugnisverweigerungsrechts für Wissenschaftler. Die verfassungsrechtliche Garantie der Freiheit der Wissenschaft, Art. 5 Abs. 3 GG, liefe sonst Gefahr, auf diesem Gebiet der empirischen Forschung ein bloßes Lippenbekenntnis zu werden. Unter den jetzigen Umständen ist es niemandem zu verdenken, wenn er aus Angst vor dem Risiko ein solches Forschungsvorhaben unterläßt.

Ein weiteres, wohl kaum unter Hinweis auf Art. 5 Abs. 3 GG auszuräumendes Problem entsteht bei der „Regelung" von Angelegenheiten der Freunde aus dem Untergrund.

Wenn beispielsweise jemand nach vollbrachtem Apothekeneinbruch von Angst oder gar schlechtem Gewissen geplagt kommt und um Hilfe bittet, bleibt von zwei Möglichkeiten eigentlich nur eine übrig. Wenn man die Sache tatsächlich regelt, dann kann der Schaden bis auf die unmittelbar durch den Einbruch verursachte Zerstörung wieder gutgemacht werden und die anonym zurückgegebenen Drogen geraten nicht in den illegalen Handel.

Allerdings ist wiederum die Grenze zu § 257 StGB, Begünstigung, überschritten. Da die Strafbarkeit eines Einbruchs ohne Rücksicht auf eine folgende freiwillige Rückgabe der Beute bestehen bleibt, liegt in der die Person des Täters deckenden Wiedergutmachung gleichzeitig eine Trübung von Beweisquellen. Solches ist jedoch als „Beistand für die Entziehung vor der Bestrafung" im Sinne des § 257 StGB zu qualifizieren[44].

In der geschilderten Studie ist es vermöge der Verständnisbereitschaft und Großzügigkeit der saarländischen Behörden zu keinem ernsten Konflikt gekommen. Der Verfasser möchte an dieser Stelle den Verantwortlichen seinen Dank aussprechen.

---

[43] RGSt. 54, 41; BayObLG NJW 1966, 2177; a. A. *Schönke/Schröder*, a. a. O., (Anm. 39), Rdn. 21 zu § 257 StGB.

[44] RGSt. 50, 365; 66, 324.

Auswertung der gewonnenen Daten

Im 2. Kapitel ist bereits darauf hingewiesen worden, daß die Studie nicht planmäßig in allen drei Abschnitten durchgeführt werden konnte, daß sie aus den o. a. Gründen bereits im ersten Abschnitt steckenblieb. Es kann also nicht über Motivationsverläufe in den verschiedenen Stadien des Rauschmittelgebrauchs berichtet werden. Die erhaltenen Daten sind nur solche aus der Szene selbst, entsprechende Daten aus Drogenberatungsstellen und Klinik bzw. Release-Center fehlen.

Da nicht alle User in der Szene voll interviewt und getestet werden konnten, sind die Zahlen der untersuchten Personen bei den verschiedenen Fragestellungen nicht immer einheitlich. Für die Abschätzung der Bedeutsamkeit der dargelegten Ergebnisse ist es daher wichtig, die jeweilige Anzahl der Probanden zu beachten.

Die größte Gruppe von Probanden zählt 93. Diese 93 Personen machen ziemlich genau den derzeitigen gesamten Kern der Saarbrücker Drogenszene[45] aus. Die durch eine auch hier festzustellende Fluktuation bedingte Ungenauigkeit in der Erfassung aller gewohnheitsmäßigen User beträgt etwa ± 8 Personen.

I. Allgemeine Daten über die untersuchten User

Es sei nochmals hervorgehoben, daß nur Personen untersucht worden sind, die nach der Definition oben auf S. 59 zum Kern der Szene gezählt werden können. Gelegenheits-User wie etwa der heimlich in einer Ecke am Joint paffende Schüler oder der Student, der bei einer Party die Gelegenheit einen LSD-Trip zu nehmen wahrnimmt, sind also nicht erfaßt. Ebensowenig sind berücksichtigt diejenigen Dealer, die selbst keine Rauschmittel nehmen.

1. *Alter, Geschlecht, Familienstand (n = 93)*

Auffallend ist das niedrige Durchschnittsalter vom 16,98 Jahren. Der recht kleine Anteil von Mädchen unterscheidet sich mit einem Mittelwert von 17,53 Jahren deutlich von dem der männlichen User (15,65 Jahre). Daß von 93 Probanden nur 9 verheiratet sind, ist bei dieser Altersverteilung nicht erstaunlich. Die 9 waren in keinem Fall untereinander verheiratet. Bemerkenswert mag jedoch sein, daß von diesen 9 Probanden 5 bereits in Trennung leben. Alle 5 Probanden hielten ihre Ehe für faktisch gescheitert. Der Gedanke an Scheidung war zwar vorhanden, wurde aber nicht in den Vordergrund gestellt. Zwei Probanden lehnten eine Scheidung ausdrücklich wegen der dadurch entstehenden Gerichts- und Rechtsanwaltskosten ab.

---

[45] Zum Verständnis dessen, was der Verfasser zum „Kern der Drogenszene" zählt, vgl. oben S. 59. In dieser Zahl 93 sind auch diejenigen User erfaßt, welche sich zeitweilig nicht in Saarbrücken befinden. Die aktuelle Drogenszene zählt in Saarbrücken selbst selten mehr als 70 Mitglieder. Weil die Studie sich aber über ein Jahr hinzog, konnten die User „gesammelt" und ihre Gesamtzahl ohne Rücksicht auf zeitweilige Abwesenheit festgestellt werden.

Tabelle 1
Alter, Geschlecht, Familienstand
(Anzahl der untersuchten Probanden: 93)

	Insgesamt n = 93	männl. n = 80	weibl. n = 13	verheiratet n = 9 männl.	verheiratet n = 9 weibl.	In Trennung lebend n = 5 männl.	In Trennung lebend n = 5 weibl.
14 Jahre	2	1	1	—	—	—	—
15 Jahre	10	7	3	—	—	—	—
16 Jahre	12	11	1	—	—	—	—
17 Jahre	9	8	1	—	1	—	—
18 Jahre	18	15	3	—	—	—	—
19 Jahre	14	12	2	—	2	—	2
20 Jahre	9	9	—	1	—	—	—
21 Jahre	4	3	1	—	—	—	—
22 Jahre	3	3	—	1	—	1	—
23 Jahre	4	3	1	2	1	—	1
24 Jahre	1	1	—	—	—	—	—
25 Jahre	2	2	—	—	—	—	—
26 Jahre	1	1	—	—	—	—	—
27 Jahre	1	1	—	1	—	1	—
32 Jahre	1	1	—	—	—	—	—

2. *Soziale Herkunft und Einstellung zur genossenen Erziehung (n = 73)*

Nur von 73 Personen waren nachprüfbare Angaben über den Beruf der Eltern zu erhalten. Die im Vergleich zu Tabelle 1 fehlenden 20 Probanden rekrutieren sich aus den Altersgruppen 18 Jahre (7, davon 2 weibl.), 19 Jahre (6), 20 Jahre (4) und 22 Jahre (3).

Innerhalb der untersuchten Gruppe zeigt sich deutlich die starke Überrepräsentanz der sozial minderprivilegierten Familien. Es muß allerdings berücksichtigt werden, daß in besser gestellten Familien die Abschirmung sozial unangepaßten Verhaltens von Familienmitgliedern zumeist sehr viel besser funktioniert als anderswo. Im Bereich der allgemeinen Jugendkriminalität ist lange bekannt, daß Jugendliche aus sog. guten Familien häufig nur deshalb statistisch kaum kriminell auffällig werden, weil beispielsweise die Geschädigten sofort entschädigt werden und daher zumeist von Anzeigen absehen, weil die Polizei eher geneigt ist, die Eltern im Vertrauen auf deren erzieherische Potenz warnend zu benachrichtigen anstatt die Jugendbehörden auf den Plan zu rufen usw.

Bei Rauschmittelgebrauch Jugendlicher können solche Abschirmungsmechanismen gleichermaßen vermutet werden. Sie könnten darin bestehen, daß dergestalt auffällige Kinder vor dem Kontakt mit der Szene geschützt werden, indem sie in Internate oder ähnliche Institute verbracht werden oder auch nur durch eine genügende finanzielle Ausrüstung in die Lage versetzt werden, ihren eigenen exklusiven und durchaus keimfreien Rausch-

Tabelle 2
Soziale Schichtzugehörigkeit der Eltern und Selbsteinschätzung der genossenen Erziehung

(Anzahl der untersuchten Probanden: 73)

	Soziale Schichtenzugehörigkeit der Eltern von allen 73 Probanden		Eltern haben sich gar nicht um Erziehung gekümmert		Eltern haben sich selten um Erziehung gekümmert		Elter haben sich um Erziehung gekümmert: Kind ist — rückblickend — mit Art der Erziehung einverstanden		Eltern haben sich um Erziehung gekümmert: Kind ist — rückblickend — mit Art der Erziehung *nicht* einverstanden		
	männl.	weibl.	männl.	weibl.	männl.	weibl.	männl.	weibl.	männl.	weibl.	
Arbeiter	16	3	11	1	—	—	2	1	3	1	n = 19
untere Angestellte	36	5	34	4	1	1	—	—	1	—	n = 41
mittlere Angestellte, Beamte des mittleren und gehobenen Dienstes	7	1	6	—	—	—	—	1	1	—	n = 8
Selbständige	1	—	—	—	—	—	—	—	1	—	n = 1
leitende Angestellte, Beamte des höheren Dienstes	3	1	—	—	1	—	1	—	1	1	n = 4

mittel-Zirkel zu unterhalten. Die Berührung mit der Szene träte dann allenfalls beim Ankauf von Drogenvorräten ein.

Interessant ist im Zusammenhang mit der sozialen Schichtenzugehörigkeit die überwiegend und durch alle Schichten sich hindurchziehende negative Einschätzung der genossenen Erziehung, sei es, daß sich die Eltern gar nicht bzw. selten um die Erziehung gekümmert haben (59) oder daß elterliche Erziehungsbemühungen zwar anerkannt werden, aber für unzureichend angesehen werden (9). Nur 5 Probanden meinten, mit der Erziehung, die sie genossen hatten, zufrieden sein zu können.

3. Ausbildung und Berufsausübung (n = 69), Tabelle 3, S. 79

Die hier dargestellte Gruppe ist mit der oben bei 2. erwähnten bis auf die 4 fehlenden Personen identisch. Diese 4 kommen aus Familien mittlerer Angestellter (3) und Selbständiger (1) und sind 16 (3) und 18 Jahre (1) alt.

Der Anteil von 9 Studenten ist bei 69 Personen nicht auffällig. Beachtenswert erscheint jedoch, daß 42 Probanden ihre Ausbildung bzw. ihr Berufsleben ganz oder zum Teil aufgegeben haben. Dieses Ergebnis paßt zu der von Usern immer wieder vertretenen Ansicht, ein sinnvolles und menschliches Leben sei nur zu führen, wenn man sich vom Götzen der heutigen Gesellschaft, dem Leistungszwang, befreien könne.

Inwieweit die Aufgabe von Ausbildung oder Beruf *tatsächlich* durch diese Argumentation bedingt ist, kann an Hand dieser Daten natürlich nicht dargestellt werden.

4. Wohnverhältnisse (n = 73)

Diese Personen sind mit den oben bei 2. aufgeführten identisch.

Da sich die Wohnverhältnisse der User außerordentlich schnell ändern, beziehen sich die folgenden Angaben nur auf den Beobachtungszeitraum November—Dezember 1971.

31 User wohnten noch bei ihren Eltern. Diese Feststellung schließt jedoch nicht aus, daß die Betreffenden zeitweilig auch in Wohngruppen übernachtet haben.

23 Probanden hatten eine Wohnung, die in allen Fällen gemeinsam mit anderen Usern gemietet worden war und als Wohnkommune diente. Häufig machten diese Personen auch gegenüber dem Vermieter keinen Hehl daraus, daß sie „auf Rauschmittel stünden" und daß wohl auch in der Wohnung Rauschmittel genommen werden würden. Erstaunlicherweise zeigten sich die Vermieter bezüglich dieser Fragen kaum interessiert und nur in 2 Fällen war ein deutlich höherer Mietpreis, wohl verstanden als eine Art Entgelt für die zu gewährende Toleranz, verlangt worden. Die Vermieter, die sich mit langhaarigen, bärtigen und buntgekleideten Mietanwärtern einlassen, gehen offenbar von vornherein davon aus, daß bei diesen jungen Leuten Rauschmittelgebrauch nicht unwahrscheinlich ist.

Tabelle 3
Ausbildung und Berufsausübung

(Anzahl der untersuchten Probanden: 69)

	insgesamt		ganz im Studium bzw. (Berufs-) Ausbildung oder Berufsleben		teilweise im Berufsleben oder Ausbildung tätig		unregelmäßige und ungelernte Gelegenheitsarbeit		gar keine legale Erwerbstätigkeit; keine Fortführung der Ausbildung		
	männl.	weibl.	männl.	weibl.	männl.	weibl.	männl.	weibl.	männl.	weibl.	
begonnenes Studium nach Abitur	7	2	3	2	1	—	3	—	1	—	n = 9
abgeschlossene Berufsausbildung	13	3	7	1	3	1	—	—	3	1	n = 16
abgebrochene Berufsausbildung nach abgeschlossener Realschule	3	—	—	—	—	—	3	—	—	—	n = 3
abgebrochene Berufsausbildung nach abgeschlossener Volksschule	12	2	—	—	—	—	9	—	3	2	n = 14
noch Schüler	13	1	13	1	—	—	—	—	—	—	n = 14
abgebrochene Realschule	2	1	—	—	—	—	1	—	1	1	n = 3
abgebrochene Volksschule	10	—	—	—	—	—	9	—	1	—	n = 10

12 der untersuchten Personen wechselten die Wohngruppen häufig und gehörten keiner Kommune ständig an. Allerdings gab es für jeden von ihnen bestimmte Wohngruppen, die ihnen jederzeit offenstanden, bei denen sie als Quasi-Mitglieder geführt wurden.

7 User waren ohne einen beständigen faktischen Wohnsitz. Im Unterschied zur vorerwähnten Personengruppe waren sie mit keiner Wohngemeinschaft derart verbunden, daß sie jederzeit zumindest einen Schlafplatz hätten finden können. Zwar herrscht unter Usern eine erkennbare Gastfreundschaft, aber die Größe der Wohnräume setzt auch hier Grenzen, die nur ungern überschritten werden. Diese 7 Personen waren daher nicht selten gezwungen, im Freien zu übernachten. Gitter von Belüftungsschächten, Fernheizungsrohrleitungen, Keller und verlassene, abbruchbereite Häuser waren für sie bevorzugte Schlafstätten.

5. Politisches Interesse und politische Aktivitäten (n = 93)

Hier wurden die verblüffendsten Feststellungen gemacht. Da die Rauschmittelwelle sowohl in den USA wie auch in der Bundesrepublik unter dem Vorzeichen einer neuen gesellschaftlichen Moral angerollt war und in der politisch links orientierten Ideologie zumindest anfangs Rauschmitteln die Wirkung zugeschrieben wurde, bei der Durchbrechung spätkapitalistischer Denk- und Lebensstrukturen zu helfen, und weil schließlich unter Usern eine Vielzahl von Begriffen des sog. linken Sprachgebrauchs verwandt werden, hätte man erwarten können, daß stärkere politische Interessen wenn nicht gar politische Aktivitäten festzustellen wären.

Das Gegenteil war der Fall. Von 93 Usern waren 3 (!) in der Vergangenheit kurzfristig in politischen Jugendorganisationen tätig gewesen. Alle 93 bekundeten einhellig, sie seien politisch nicht (mehr) interessiert, sie wollten bloß in Ruhe gelassen werden, um ihr Leben ungestört leben zu können.

Auch der Hinweis darauf, daß die strafrechtliche Verfolgung der Rauschmittelbenutzer möglicherweise durch politische Betätigung der User selbst einmal aufhören könnte, vermochte es nicht, die geäußerte Ansicht in Frage zu stellen. Immer wieder wurde dem entgegengehalten: „alles Blödsinn, hat ja doch keinen Zweck. Demokratische Einflußmöglichkeiten des kleinen Mannes sind reine Theorie, in der Wirklichkeit sieht es anders aus. Da wird von oben autoritär bestimmt und gemauschelt."

Um sicherzugehen, daß nicht ein unterschiedliches Verständnis dessen, was Politik sei, die solchermaßen negativen Antworten hervorgerufen habe, wurde der Proband regelmäßig gefragt, was denn seiner Ansicht nach Politik überhaupt sei. Ausnahmslos — wenn auch in Formulierungen unterschiedlicher Schärfe — wurde Politik richtig verstanden als Wahrnehmung der verschiedenen, durch demokratische Verantwortung jedes einzelnen begründeten Aktivitäten zur Regelung der Angelegenheiten des Gemeinwesens.

Nur 11 meinten, sie könnten sich vielleicht dann zu engagierter politischer Tätigkeit aufraffen, wenn sie sicher wüßten, daß damit die Gesellschaft tatsächlich zum Guten hin geändert werden könnte[46]. Voraussetzungen also — so kann man hinzufügen —, die sicher niemals gegeben sein werden.

Hieraus auf asoziale, weil nicht verantwortungsbewußte Gesinnung zu schließen, wäre voreilig.

Jede Bewertung als „asoziales Verhalten" hat zwei Bezugspunkte. Einmal die Ausrichtung am gedachten Idealzustand; zum anderen der Vergleich mit dem sozialen Verhalten anderer, welches als existent vorausgesetzt wird, denn das Asoziale wird ja verstanden als ein vom Verhalten anderer abweichendes Benehmen.

Sicherlich entspricht die hier geschilderte Einstellung nicht dem, was eine Demokratie des bundesrepublikanischen Grundgesetzes bei dem einzelnen Bürger an Interesse und Engagement voraussetzt. Insofern ist ein Unwerturteil begründet.

Relativ mäßige Wahlbeteiligungen auf Landes- und auf Bundesebene — allerdings mit der überraschenden Ausnahme hoher Beteiligung bei der Bundestagswahl im Herbst 1972 — sowie vielfältige Äußerungen von Bürgern, die bei, vor oder nach Wahlen von den Meinungsforschungsinstituten befragt worden sind, lassen jedoch die Vermutung zu, daß die Haltung relativer politischer Abstinenz gar nicht so ungewöhnlich ist. Das Bestehen eines vergleichsweise sozialen Verhaltens ist demnach fraglich.

Bevor man daher die Ansicht der User als negativ und gesellschaftsfeindlich brandmarken kann, muß man zunächst darlegen, daß die Nicht-User, die vielzitierten Bürger also, eine positivere Einstellung haben.

Von dem gesellschaftserneuernden ideologischen Ansatz her gesehen, unter dem der Rauschmittelgebrauch populär wurde, ist allerdings diese Haltung der User enttäuschend.

II. Persönlichkeitsfaktoren nach Eysenck, (n = 38; Vergleichsgruppe: n = 51)

1. *Einführung*

Bei dem „Maudsley Personality Inventory (MPI)" von Eysenck geht es um die Bestimmung von 2 Persönlichkeitsfaktoren, die Extraversion (E-Wert) und die neurotische Tendenz (N-Wert). Die neurotische Tendenz umfaßt Merkmale wie emotionale Labilität, Nervosität, Hypersensitivität, Depression, Unterlegenheitsgefühl, Introspektion, Streit- und Kritiksucht. Grob gesprochen bezeichnet eine vom gedachten Normalmaß nach oben

[46] Vgl. Frage Nr. 39 des halbstandardisierten Interviews.

abweichende neurotische Tendenz das Maß der Unfähigkeit einer Person mit sich und seiner Umwelt zurechtzukommen.

Zur Extraversion sind Haltungen wie Sorglosigkeit, allgemeine Aktivität und Streben nach Anerkennung zu zählen.

Der MPI ist so korreliert, daß das Geschlecht des Getesteten keinen Einfluß auf die Ergebnisse ausübt. Daher brauchen bei der Untersuchung männliche und weibliche Probanden nicht getrennt geführt zu werden.

Die Testbögen sind ausnahmslos in Anwesenheit des Verfassers ausgefüllt worden. Es wurde darauf geachtet, daß die Testanweisung sachlich und immer gleichbleibend gegeben wurde.

Da Standardisierungsdaten, d. h. also Angaben über die E- und N-Werte von vergleichbaren Gruppen, für den in der Drogenszene untersuchten Personenkreis nicht vorhanden waren, ist der MPI-Test einer Gruppe von 51 Personen vorgelegt worden, die

a) bei fast gleicher Altersverteilung wie bei den Usern das Durchschnittsalter von 16,745 Jahren hatte (Durchschnittsalter der Usergruppe 17,131 Jahre),
b) im Ausbildungsstand ähnlich (Volksschulabschluß und begonnene bzw. gerade abgeschlossene Lehre) und
c) vom sozialen Herkommen vergleichbar war (überwiegend Kinder von Arbeitern und unteren sowie mittleren Angestellten).

Die 38 untersuchten User rekrutieren sich in folgender Verteilung aus der Aufstellung von Tabelle 1.

Tabelle 4

Alter	Anzahl
14 Jahre	2
15 Jahre	8
16 Jahre	11
17 Jahre	7
18 Jahre	4
19 Jahre	2
22 Jahre	1
23 Jahre	2
25 Jahre	1

Zwei von ihnen haben das Abitur abgelegt. 8 haben eine abgeschlossene, 11 eine abgebrochene Berufsausbildung. 9 sind noch Schüler, 8 haben den Volksschulbesuch nicht ordnungsgemäß beendet.

Mit Ausnahme des einen Studenten entstammen alle Arbeiter- bzw. unteren oder mittleren Angestellten-Familien.

Die Testergebnisse wurden mit der statistischen Analyse des t-Tests auf Signifikanz hin untersucht.

2. Ergebnisse

Die N-Werte der User sind gegenüber der Vergleichsgruppe stark signifikant erhöht. Die Ergebnisse der in Fußnote 17 a bereits aufgeführten Untersuchungen von *Hausner* und *Rosenberg* werden hiermit im Prinzip bestätigt, wenngleich wegen der unterschiedlichen Methodik ein echter Vergleich nicht möglich ist.

Tabelle 5

Variable	User n = 38 $\bar{X}$	S	Vergleichsgruppe n = 51 $\bar{X}$	S	T
Neurotizismus	27,684	13,689	16,431	11,472	4,214**
Extraversion	29,184	11,219	31,411	9,111	1,033 n. s.
Unbeantwortete Fragen	3,105	3,928	2,411	2,889	0,961 n. s.

$\bar{X}$ = Mittelwert
S = Standardabweichung
T = Signifikanz-Analyse nach t-Test
* = Signifikanzniveau 5 %
** = Signifikanzniveau 1 % (hochsignifikant)
n. s. = nicht signifikant

Das Ergebnis kann als Hinweis dafür genommen werden, daß User sich in besonderen psychischen Problemsituationen befinden, die eine Behandlung respektive Beratung erforderlich erscheinen lassen.

Man kann aus diesen Daten nicht schließen, ob die überdurchschnittlich neurotische Fehlhaltung der Anlaß zum Beginn des Rauschmittelgebrauchs war oder der Rauschmittelgenuß erst in die neurotische Spannung geführt oder ob der Rauschmittelgebrauch eine bereits im Ansatz bestehende neurotische Tendenz verstärkt hat.

Die Daten sind jedoch ein weiteres Indiz für die Richtigkeit der Ansicht, daß Strafe dann sicherlich nichts nützt, wenn das Persönlichkeitsproblem des Betroffenen nicht behandelt wird[47].

Im übrigen ist ein Vergleich der N- und E-Werte der User-Gruppen mit den Werten anderer Gruppen — interessant wären hier etwa die Psychopathen, Psychosomatiker oder Hysteriker — wegen der relativ kleinen Zahl der Untersuchten und dem durch hohe Standardabweichungen zu groben Raster nicht möglich.

Die 15 Fixer unter den 38 getesteten Usern unterscheiden sich erstaunlicherweise in ihren N-Werten nicht signifikant von den Nichtfixern. Nach den Eindrücken aus der teilnehmenden Beobachtung hatte der Verfasser

[47] Ob Strafen bei Rauschmittel-Delikten generell sinnvoll sind, mag hier dahinstehen. Vgl. hierzu noch die Ausführungen unten bei IV. 6.

vermutet, bei Fixern stark erhöhte neurotische Tendenzen selbst im Gegensatz zu denen der übrigen User vorzufinden.

III. Alte oder neue soziale Moral?

1. *Einführung (n = 38; Vergleichsgruppe: n = 51)*

Wie bereits mehrfach erwähnt, wollen sich die User regelmäßig als besseres Gegenstück zu Haltung und Leben des „Bürgers" der gegenwärtigen Gesellschaft verstanden wissen. Den „Bürgern" wird vorgeworfen, sie hätten sich unreflektiert und unkritisch in ein starres System alt überkommener Wertvorstellungen pressen lassen und seien deshalb unfähig, ein ihrer menschlichen und personalen Individualität gemäßes Leben zu führen und könnten auch nicht verstehen, wenn Menschen anders leben wollten, als sie es in ihrer selbstverschuldeten Existenz einer leistungsmotivierten Ameise täten.

Versucht man, diese Beschuldigungen zu kategorisieren, so findet man, daß den „Bürgern" zur Last gelegt wird, sie seien konservativ, dogmatisch, autoritär und intolerant.

Um die Echtheit dieser Vorwürfe zu prüfen, um zu untersuchen, ob die so argumentierenden User selbst eine von dieser verachteten Haltung unterschiedliche Einstellung haben, wurden Testskalen ausgewählt, die das ganze Spektrum dieser Vorwürfe erhellen sollten.

Wie bereits ganz zu Anfang erwähnt, handelt es sich um Konservatismus-Dogmatismus- und Intoleranz-Skalen.

Hinsichtlich der autoritären Strukturen wurde eine verbale und zusätzlich eine symbolische Skala verwendet[48]. Als Vergleichsgruppe dienten dieselben 51 Personen, denen bereits zu gleichem Zwecke der MPI-Test vorgelegt worden war.

Zur Illustration der Ergebnisse wurden daneben noch die Werte einer Gruppe von PH-Studenten angeführt, die von Dipl.-Psych. Johannes *Schneider* untersucht worden sind. Wegen der größeren Probanden-Zahl (n = 165) ist eine echte Vergleichbarkeit nicht gegeben. Jedoch mögen durch diese Gegenüberstellung die Tabellenwerte der User-Gruppe etwas plastischer erscheinen.

Die Testbögen sind ausnahmslos in Anwesenheit des Verfassers ausgefüllt worden. Es wurde darauf geachtet, daß die Testanweisung sachlich und immer gleichbleibend gegeben wurde.

Die Ergebnisse bei der User-Gruppe wie auch die der ersten Vergleichsgruppe wurden mit der statistischen Analyse des t-Tests auf Signifikanz hin untersucht.

---

[48] Zu den Nachweisen über Herkunft und Art der Skalen vgl. oben Anm. 18—20.

Tabelle 6

	User		Vergleichsgruppe I			Vergleichs-gruppe II (PH-Studenten)	
	n = 38		n = 51			n = 165	
Variable	$\bar{X}$	S	$\bar{X}$	S	t	$\bar{X}$	S
Konservatismus	26,868	10,023	37,823	10,373	5,000**	38,48	14,63
Symbolischer Autoritarismus	21,578	4,550	22,568	4,118	1,073 n. s.	23,74	3,72
Verbaler Autoritarismus	41,078	12,792	45,352	9,114	1,841 n. s.	35,12	9,78
Dogmatismus	7,368	4,964	10,666	5,511	2,912**	10,37	4,21
Intoleranz	7,552	4,676	13,352	4,927	5,614**	10,00	4,61

$\bar{X}$ = Mittelwert
S = Standardabweichung
t = Signifikanz-Analyse nach t-Test
* = Signifikanzniveau 5 %
** = Signifikanzniveau 1 % (hochsignifikant)
n. s. = nicht signifikant

2. Konservatismus-Skala

Es fällt auf, daß die Konservatismus-Werte bei der User-Gruppe stark signifikant geringer sind, was auf eine sehr schwache konservative Haltung hinweist. Das widerspricht jedoch den durch teilnehmende Beobachtung gemachten Erfahrungen. Der Verfasser hatte den Eindruck, daß die User außerhalb der Klischees ihrer Drogen-Philosophie überaus konservativ eingestellt waren, daß zudem die „progressive" Einstellung sich häufig in der bloßen Umkehrung der vorgefundenen Werte erschöpfte, was im Grunde ebenso konservativ ist wie die blinde positive Übernahme dieser Werte. Diskussionen ergaben häufig, daß die User in ihren — durch Timothy Leary und etwas schwammigen sozialistischen Vorstellungen geprägten — Wertkategorien ebenso unreflektiert und starr beharrten, wie es von den „Bürgern" bezüglich ihrer Wertklischees behauptet wird.

Allerdings müssen solche persönlichen Eindrücke mit größter Vorsicht betrachtet werden, handelt es sich doch um ein Gebiet, welches sowohl schon in der bloßen Definition empfindungsgemäß stark belastet ist und zudem bei der bloßen Beobachtung allzu leicht in nicht mehr greifbare, allgemeine Vorstellungen und objektiv nicht nachvollziehbare Wahrnehmungen verschwimmt.

Hiervon einmal abgesehen hat sich jedoch gezeigt, daß man die Konservatismus-Skala bei der User-Gruppe nicht anwenden kann ohne Gefahr zu laufen, Verfälschungen durch Vergleiche mit anderen Gruppen zu provozieren.

Die in der Konservatismus-Skala aufgeführten Begriffe erfassen in hohem Maße gerade jene Reizworte, an denen sich die Drogen-Philosophie orientiert. So ist es beispielsweise für User geradezu eine ideologische Pflicht, Begriffe wie Feiertagsheiligung, Vaterlandsliebe, Selbstzucht, soldatischer Drill, Polizeistunde, Keuschheit, feste Grundsätze etc. abzulehnen und Striptease, Gammler, Sozialismus, Selbstmord, legale Abtreibung, Freikörperkultur, Ehescheidung etc. zu bejahen.

Will man wie hier untersuchen, inwieweit diese Vorstellungen Ausdruck einer tatsächlich progressiven Haltung und nicht nur blind übernommener Klischees sind, müßte man versuchen, Begriffe zu finden, die nicht ausdrücklich Bestandteil der Drogen-Philosophie sind.

Zwei weitere kleinere Schwierigkeiten haben sich sowohl bei der Befragung der User wie auch der Vergleichsgruppe gezeigt. Einmal war vielen bei Begriffen wie Striptease, Aktfotos und Homosexualität nicht klar, ob sie im Falle einer bejahenden Antwort lediglich den Ausdruck ihrer Toleranz diesen Dingen gegenüber darlegten oder ob sie damit eigenes Interesse bekundeten.

Zum anderen wurde Nr. 15 (Computer-Musik) von einigen als elektronisch verstärkte Unterhaltungs-Musik, von anderen hingegen als elektronische Musik im Stile Stockhausens verstanden.

3. *Symbolische und verbale Autoritarismus-Skala*

Die Ergebnisse unterscheiden sich nicht signifikant. Nach den Eindrücken aus der teilnehmenden Beobachtung war auch hier anderes erwartet worden. Die oben bei 2. gemachten kritischen Bemerkungen zum Wert von Wahrnehmungen auf solch schwierigem Gebiet gelten jedoch entsprechend. Hingegen kommt hier das Ergebnis den Eindrücken der teilnehmenden Beobachtung näher, weil — anders als im Selbstverständnis der User — zumindest keine signifikant geringeren Autoritarismus-Werte als in der Vergleichsgruppe vorgefunden wurden.

Zur symbolischen Autoritarismus-Skala wäre noch zu bemerken, daß bei den Usern das linke Bild bei Nr. 15 sehr oft die Assoziation mit Gefängnisgittern hervorgerufen hat. Dadurch wird die Bildwahl bei der Ziffer im Gegensatz zu anderen Personengruppen, die nicht in ständiger Furcht vor Bestrafung leben, stark beeinflußt.

Bei der verbalen Autoritarismus-Skala sollten vielleicht die Fragen 7 und 13 umformuliert werden. Bei Nr. 7 wird nicht deutlich, ob die persönliche Vergangenheit des Befragten oder die deutschnationale angesprochen ist. Die Nr. 13 hingegen enthält zwei Feststellungen, die in keinem denknotwendigen Zusammenhang stehen und daher nicht mit einer Antwort erledigt werden können.

Interessant war noch die Reaktion von vielen Befragten beider Gruppen auf die Nr. 10. Immer wieder wurde darauf hingewiesen, daß man diese

Frage nicht beantworten könne, weil eine objektive Kenntnis der tatsächlichen Geschehnisse fehle. Im Sinne des Tests müßte diese Antwort als nichtautoritärer Wert mit aufgenommen werden.

4. *Dogmatismus und Intoleranz der Ambiguität*

Dogmatismus und Intoleranz-Werte weichen stark nach unten ab. Das spricht dafür, daß auf diesen Gebieten die User tatsächlich im Sinne ihrer Philosophie und ihres Selbstverständnisses eingestellt sind — daß sie weniger starr und intolerant sind als andere, als normale „Bürger".

Dieses Ergebnis konnte durch die teilnehmende Beobachtung insofern bestätigt werden, als die User in sehr hohem Maße einen Mangel an aggressiver Intoleranz zeigten, daß sie also wenig Interesse zeigten, Andersdenkende zu „bekehren", ihnen andere Denkstrukturen zu vermitteln.

Im übrigen gelten die kritischen Anmerkungen zu 2. auch hier.

IV. Selbstbeurteilung (n = 38; Vergleichsgruppe: n = 51)

1. *Nach den Skalen von Strehse*

Diese Skalen sind mit den oben bei III. erwähnten zusammen vorgelegt worden. Das bei III. 1. Gesagte gilt auch hier.

Tabelle 7

	User-Gruppe		Vergleichsgruppe I			Vergleichsgruppe II (PH-Studenten)	
	n = 38		n = 51			n = 165	
Variable	x̄	s	x̄	s	t	x̄	s
lustig	4,131	1,710	3,058	1,501	3,143**	3,26	1,805
langsam	5,026	1,881	5,901	1,122	2,736**	2,44	1,560
intelligent	2,473	0,952	2,470	0,857	0,015 ns	1,43	1,197
verschlossen	5,131	2,068	6,117	1,608	2,531*	4,15	2,082
kooperativ	2,868	1,757	3,098	1,358	0,697 ns	3,57	1,890
unsympathisch	6,131	1,169	6,254	1,341	0,452 ns	2,21	1,488
sachlich	4,078	1,618	3,588	1,510	1,469 ns	3,69	1,920
unordentlich	4,657	1,835	5,784	1,431	3,256**	4,06	2,016
zögernd	4,736	1,751	5,509	1,642	2,136*	3,41	1,846
redselig	4,657	2,135	3,529	1,951	2,592**	3,44	1,854
kontaktfreudig	3,605	2,006	3,137	1,968	1,101 ns	4,31	2,076
passiv	5,578	2,009	6,078	1,439	1,369 ns	2,88	1,699
beweglich	2,763	1,513	2,627	1,324	0,451 ns	1,56	1,251
konservativ	6,815	1,414	4,823	1,975	5,287**	2,28	1,512
freundlich	2,842	1,284	2,333	1,193	1,927 ns	1,30	1,140
impulsiv	3,473	1,704	2,803	1,428	2,016*	3,28	1,811

Tabelle 8
Selbstbeurteilungs-Skalen

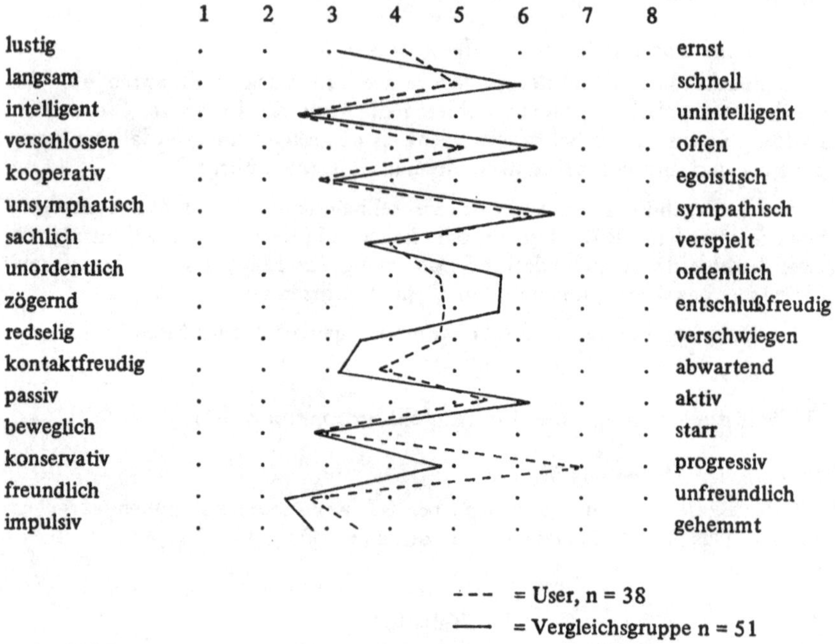

Es zeichnet sich ein recht einheitliches Bild ab.

Die User empfinden sich als sehr viel ernster, langsamer und verschwiegener als die Personen der Vergleichsgruppe; aber auch als bedeutend unordentlicher und progressiver. Letztere Selbsteinschätzung paßt zu den Ergebnissen aus der Konservatismus-Skala und den Dogmatismus- und Intoleranz-Skalen.

Weiterhin meinen die User, sie seien etwas verschlossener, zögernder und weniger impulsiv als vergleichbare Personen.

Diese Selbstdarstellung in gedeckten, dunklen Farben entspricht vollauf den Eindrücken des Verfassers. Außerhalb eines Rauscherlebnisses waren bei niemandem impulsive überschäumende Reaktionen zu beobachten. Das gilt für alle User ohne Ansehen der Art der genossenen Rauschmittel. Selbst Äußerungen der Begeisterung wurden bedächtig und gemessen vorgebracht. Eine gewisse Teilnahmslosigkeit schien sich ausgebreitet zu haben, die nur manchmal durch urplötzliche und sehr engagierte wenn auch ausnahmslos kurzfristige Aggressionsausbrüche zerrissen wurde. Dieses Aufblitzen von Aggressionen war übrigens nicht nur in Zeiten der Verknappung von Rauschmitteln und sich ankündigenden Entzugserscheinungen festzustellen, sondern trat auch durchgehend in „normalen" Situationen auf.

Tabelle 9
Gegenwärtig konsumierte Mittel und Mittel der Ersteinnahme

(Anzahl der untersuchten Probanden: 93)

Arten der Rauschmittel	Gegenwärtig konsumierte Mittel								Mittel der Ersteinnahme					
	Zahl der User								Zahl der User					
									Gruppe 1	Gruppe 2	Gruppe 3	Gruppe 4	Gruppe 5	Gruppe 6
	24	33	1	6	2	5	9	13	76	5	7	1	1	2
Marihuana Haschisch,	x	x					x	x	x					
LSD, Psylocibin, Mescalin		x	x				x	x		x				
DOM-STP			x											
Sedativa					x	x	x	x				x		
Amphetamine				x	x	x	x	x			x			
Analgetica						x	x	x						
Cocain						x	x	x					x	
Opium und Derivate							x	x						x
andere Rauschmittel							x	x						
blind* eingenommene Mittel								x						

* Blind nehmen bedeutet, ein Mittel — zumeist ein Medikament — ohne Wissen um die enthaltenen Stoffe und die mögliche Wirkung versuchsweise zu schlucken oder zu spritzen.

2. Gegenwärtiger Rauschmittelgebrauch und Mittel der Ersteinnahme (n = 93)

Unter die Kategorie „andere Rauschmittel" fallen so ziemlich alle denkbaren und undenkbaren Mittel. Von den bekannten Schnüffelstoffen (Benzin, Äther, alle Arten von Klebstoffen) über geröstete Bananenschalen, Fliegenpilze, Stechapfel und Muskatnuß bis hin zum intravenös gespritzten Cognak und Rotwein ist alles vertreten. Eine genaue Erfassung der genommenen Mittel ist bei diesen Personen weder möglich noch nötig. Denn sie zeichnen sich durch eine Art polytoxikomaner Experimentierlust aus. Jedes Mittel muß einfach einmal ausprobiert werden, es ist ziemlich egal was es ist, es muß nur neu ein. Bezeichnend ist, daß 13 von 22 auch blind Mittel einnehmen. Hier wird chemisches Roulett mit höchstem Einsatz gespielt.

Beachtenswert ist, daß der DOM-STP-Gebrauch sich nicht durchgesetzt hat. Selbst die eben erwähnten 22 polytoxikomanen „Allesfresser" meiden dieses Mittel.

Als Gründe für den Erstgebrauch von Rauschmitteln führten 91 Probanden so unbestimmte Motive wie: „Es war gerade eine Gelegenheit, ich war auch neugierig, na ja, und die anderen haben es ja auch gemacht" an.

Diese Äußerungen waren jeweils so vorgebracht, daß eine etwaige Motiveinteilung: „Geselligkeit, Neugierde, Nachahmung" nicht möglich erschien. Die Gründe auf dieser Argumentationsebene waren offenbar austauschbar.

Nur ein Befragter gab an, schon lange zuvor interessiert gewesen und die Gelegenheit gesucht zu haben (aus Gruppe 1). Aus Gruppe 3 berichtete ein User, der Amphetamingebrauch habe angefangen, als ihm ein Aufputschmittel vom Arzt verschrieben worden war.

3. Entwicklung des Rauschmittelgebrauchs und Art der Einnahme

a) Entwicklung des Rauschmittelgebrauchs (n = 93)

Die hier wiedergegebene Entwicklung entspricht allgemeinen Vorstellungen über den Verlauf einer Rauschmittel-Karriere. Der größte Teil der mit Haschisch eingestiegenen User (68 %) blieb bei den sog. weichen Drogen (Haschisch, Marihuana, LSD und ähnliche Mittel). Der Rest stieg auch auf andere Drogen um.

Ebenfalls allgemeine Erfahrungen bestätigt die Tatsache, daß alle 8 Probanden, die mit Aufputsch- bzw. Beruhigungsmitteln angefangen haben, bei diesen Mitteln geblieben sind.

Interessant sind der eine Fall aus Gruppe 6 und der andere aus Gruppe 5. Die Probanden hatten mit Opium bzw. Kokain ihren Rauschmittelgebrauch eröffnet und nahmen beide zur Zeit der Studie nur noch Haschisch. Beiden Angaben ist sorgfältig nachgegangen worden. Sie wurden von allen Seiten bestätigt. Als Motiv für das Umschwenken auf Haschisch gaben beide an, Haschisch „gebe ihnen genug" und sei nicht so gefährlich wie Opium bzw. Kokain.

Tabelle 10
Entwicklung des Rauschmittelgebrauchs bezüglich des Gebrauchs bei Ersteinnahme und dem zur Zeit der Untersuchung
(Anzahl der untersuchten Probanden: 93)

Arten der Rauschmittel	Der heutige Rauschmittelgebrauch der User, die in Tabelle 9 bei den Gruppen 1—6 aufgeführt sind													
	Gruppe 1 n = 76						Gruppe 2 n = 5		Gruppe 3 n = 7		Gruppe 4 n = 1	Gruppe 5 n = 1	Gruppe 6 n = 2	
	18	33	1	3	9	12	3	2	6	1	1	1	1	1
Haschisch, Marihuana	x	x			x	x	x					x	x	x
LSD, Psylocibin, Mescalin		x	x		x	x								x
DOM-STP			x											
Sedativa				x	x	x		x		x	x			x
Amphetamine				x	x	x		x	x	x	x			x
Analgetica				x	x	x		x						x
Cocain				x	x	x		x						x
Opium und Derivate					x	x								x
andere Rauschmittel					x	x								x
blind* eingenommene Mittel						x								x

* Vgl. Anmerkung bei Tabelle 9.

b) Motivationen (n = 93)

Hinsichtlich der Motivation für die Fortsetzung des Rauschmittelgenusses nach dem Erstgebrauch gaben nur die 8 aus Gruppe 3 und 4 an, die Effekte der Mittel seien so überzeugend gewesen, daß sie nicht mehr hätten darauf verzichten wollen.

Alle anderen konnten bei näherem Befragen nicht genau sagen, warum sie die Rauschmittel weiter genommen hatten.

Sobald die ersten unbestimmten Äußerungen wie „Es war eben ganz gut" oder „Es hat irgendwie Spaß gemacht" hinterfragt worden waren, gestanden 85 Probanden ein, daß ihnen der Erstgenuß nicht genügend Erlebnisse gegeben hatte, um einen weiteren Genuß motivieren zu können. Warum sie den Gebrauch dennoch fortgesetzt hatten, konnte keiner angeben. In allen Fällen reduzierte sich die Motivation auf die Aussage: „Es hat sich eben so ergeben."

Jedoch konnten die 85 genau angeben, warum sie zur Zeit der Befragung Rauschmittel einnahmen.

Tabelle 11

(n = 93)

Grund für den augenblicklichen Rauschmittelgebrauch	Anzahl				
	32	19	23	10	9
Lustgewinn	x	x	x	x	
Selbstanalyse		x	x		
Erweiterung der Erlebnisbereiche			x		
Verhinderung von Entzugserscheinungen				x	x

Interessant ist hier, daß 9 Personen (ausnahmslos Fixer) ausschließlich zur Verhinderung von Entzugserscheinungen Rauschmittel nahmen und einen Lustgewinn dabei nicht erwähnten.

Nach diesen Aussagen erscheint es angebracht, die Ergebnisse von anderen Untersuchungen, die sich mit der Motivation für die Fortsetzung des Rauschmittelgebrauchs nach der Ersteinnahme befassen, kritisch zu überprüfen. Wenn *Wetz*[49], *Smart/Jones*[50], *Keeler*[51] einen genau differenzierten Katalog dieser Beweggründe aufstellen, so könnten Ungenauigkeiten dadurch auf-

[49] Vgl. oben Anm. 17 b).

[50] „Illicit LSD-Users: their Personality Characteristics and Psychopathology", J. Abnorm. Soc. Psychol., 1970.

[51] "What are the Questions Concerning Marihuana?", in *Whittenborn* "Drugs and Youth", 1969.

getreten sein, daß mangels intensiverer Hinterfragung die Probanden ihr augenblickliches Motiv für den Rauschmittelgebrauch einfach auf den früheren zur weiteren Einnahme führenden Gebrauch übertragen haben.

c) Menge und Häufigkeit der Rauschmitteleinnahme

Über die jeweils genommenen Mengen und die Häufigkeit der Einnahme waren keine genauen Angaben zu erhalten. Es schien so, daß die Versorgungslage auf dem illegalen Markt wie die jeweilige finanzielle Situation der betreffenden User bestimmend waren.

d) Für die Zukunft geplanter Rauschmittelgebrauch (n = 41)

Tabelle 12
Für die Zukunft geplanter Rauschmittelgebrauch
(Anzahl der untersuchten Probanden: 41)

	steigern	gleich-bleiben	mindern	auf-hören	ungewiß	Anzahl
von 14 Haschisch-	—	x	—	—	—	9
und Marihuana-Benutzern	—	—	—	—	x	5
von 17 Haschisch-,	—	x	—	—	—	8
LSD-, Mescalin- und Psylocibin-Benutzern	—	—	—	—	x	9
von 2 Amphetamin- und Sedativ-Benutzern	—	—	x	—	—	2
von 5 Sedativ-,	x	—	—	—	—	1
Amphetamin-,	—	x	—	—	—	2
Analgeticum- und Cocain-Benutzern	—	—	x	—	—	3
von 13 polytoxi-	—	—	—	x	—	9
komanen Fixern*	x	—	—	—	—	13**

* Die im übrigen verwendete Kategorie „polytoxikomane Allesfresser" ist hier aufgegeben worden, weil bei dieser Fragestellung ausnahmsweise alle „polytoxikomanen Allesfresser" gleichzeitig Fixer waren.

** Diese Zahl erklärt sich damit, daß die 9 Fixer, die angaben, aufhören zu wollen, gleichzeitig eine durch die Toleranzwirkung bedingte Dosissteigerung voraussagten, falls ihnen das Aufhören nicht gelingen sollte.

Interessant ist, daß die Haschisch- und LSD-Benutzer ausnahmslos auf ihrer Dosis bleiben wollten. Alle Angaben sind jedoch mit äußerster Vorsicht zu genießen, weil hier Wunschdenken von echtem Vorhaben nicht zu unterscheiden ist.

e) Applikationsart der eingenommenen Mittel (n = 93)

Tabelle 13
Applikationsart der genossenen Mittel
(Anzahl der untersuchten Probanden: 93)

	geschluckt	inhaliert	geschluckt und inhaliert	gespritzt	Anzahl
von 24 Haschisch- und Marihuana-Benutzern	x	—	—	—	2
	—	—	x	—	13
	—	x	—	—	8
	—	—	—	x	1
von 33 Haschisch-, LSD-, Mescalin- und Psylocibin-Benutzern	—	—	x	—	32
	—	—	—	x	1
1 LSD-, DOM-STP-Benutzer	x	—	—	—	1
von 6 Amphetamin-Benutzern	x	—	—	—	5
	x	—	—	x	1
von 2 Sedativ- und Amphetamin-Benutzern	x	—	—	—	2
von 5 Sedativ-, Amphetamin-, Analgeticum- und Cocain-Benutzern	x	—	—	—	1
	—	—	—	x	4
von 22 polytoxikomanen „Allesfressern“	x	—	—	—	4
	x	—	—	x	18

Bemerkenswert mag bei dieser Zusammenstellung sein, daß einer angab, Haschisch zu spritzen und ein anderer Speed, Tranquillizer und Cocain nahm, ohne je gespritzt zu haben.

Einer näheren Beschreibung bedarf vielleicht noch die Drogeneinnahme mittels einer Spritze, die Fixerei. Bei der beobachtenden Teilnahme dieser Drogenapplikation fiel es dem Verfasser schwer, eine gleichmütige Haltung zu wahren.

Um in etwa einen Eindruck zu vermitteln, soll kurz eine Szene aus der Nacht zum 28. 1. 1972 geschildert werden, die in ihren wesentlichen Merkmalen als typisch für die untersuchten Fixer und ihre Spritz-Praktiken angesehen werden kann.

4 User, die wir der Einfachheit halber, A, B, C und D nennen wollen, waren in einer Wohnkommune beisammen, rauchten Haschisch, tranken Milch bzw. Tee und hörten psychedelische Schallplattenmusik. Gesprochen

wurde kaum, man saß und lag auf Matratzen, die auf dem Boden ausgebreitet waren. Drei der Anwesenden waren notorische Fixer, der vierte (D) fixte gelegentlich. Gegen 23.00 Uhr meinte A, er brauche einen Schuß. B und C bestätigten, daß es auch bei ihnen wieder Zeit sei zu spritzen. Auf einen Eßlöffel, der vorher offenbar schon zum selben Zweck benutzt worden war und der mit undefinierbaren Verkrustungen belegt war, wurden geseihtes Opiumpulver und Kristalle eines Amphetamins gestreut. Aus einer bereitstehenden Tasse mit Leitungswasser wurde das Ganze auf dem Löffel verflüssigt. D gab noch den Rest einer Tablette dazu: In der Mischung habe letztlich ein Schuß bei ihm (D) einen besonderen, geradezu einmaligen „flash" gegeben; er wisse zwar nicht, was in der Tablette an Wirkstoffen enthalten sei, aber die Wirkung sei gut gewesen und zudem sei die Tablette voll wasserlöslich.

Der Vorschlag des A, dieses Mixtum mit einem kleinen Schuß Cognac anzureichern, wurde abgelehnt.

Während A den solchermaßen gefüllten Eßlöffel über die Flamme einer Kerze hielt, suchte B in seinem als Gürteltasche benutzten Lederbeutel nach der Spritzennadel, die er auch bald zwischen Taschentuch und Zigarettenschachtel fand. Er nahm den Spritzenkörper, saugte ihn aus der bereits erwähnten Tasse voll Wasser und spritzte das Wasser in eine zweite, leere Tasse. Die gleiche Prozedur wiederholte er mit der durch die aufgesetzte Nadel vervollständigten Spritze.

Da die Flüssigkeit auf dem Löffel inzwischen brodelte, wurde die Spritze damit aufgezogen, ohne daß dieses Gemisch nochmals durch ein Tuch geseiht worden wäre. Es reichte gerade für eine ganze Füllung.

„Stoff" war zu dieser Zeit gerade sehr knapp, weshalb der Inhalt A, B und C zu gleichen Teilen zukommen sollte.

A band sich nun den Arm oberhalb des linken Ellenbogens ab, zog die Spritzennadel — offenbar zur weiteren Reinigung — durch die Lippen, stach sich treffsicher in die schon ziemlich verknorpelt und vernarbt aussehende Vene in der Armbeuge und drückte etwa ein Drittel der Spritze. Er ließ die Spritze danach noch 1—2 Minuten in der Ader, zog sie dann heraus, gab sie an B weiter, löste die Binde und legte sich mit einem leichten Stöhnen auf die Matratzen zurück.

B band sich den rechten Arm ab, bat aber den C, ihm den Schuß zu setzen. Zuvor nahm er (B) jedoch die Spritze und zog die Nadel, wie schon A zuvor, durch die Lippen, bevor er sie an C reichte.

Da die Adern in der Armbeuge schon zu starke, entzündete Einstiche zeigten, suchte C eine der Adern im Unterarm zu treffen, was ihm auch nach einigen Versuchen gelang, die B mit gespanntem Gesicht, zusammengekniffenen Lippen aber ohne Äußerungen von Unmut oder Schmerz und dabei genau beobachtend über sich ergehen ließ.

C schließlich ließ sich von B den Rest der Spritze verabreichen. Auch er „säuberte" die nunmehr bereits zwei Mal benutzte Spritze, indem er wie

A und B die Nadel durch die Lippen zog. Auf seinen Wunsch hin schoß B ihm die Mixtur in eine Ader am Knöchel des linken Fußes. B drückte den ganzen Spritzeninhalt mitsamt den am Boden leicht abgesetzten ungelösten kleinen Körnern in die Ader des C.

Nach einer Ruhepause von etwa 5 Minuten erklärten alle drei, daß es ihnen sagenhaft gut ginge, wenngleich die gespritzte Menge für einen echten „flash", der einen aus der Gegenwart herausreiße, zu gering gewesen sei.

Vom Verfasser aufgefordert, ihre Empfindungen zu beschreiben, konnten sie nur allgemeine Äußerungen des Wohlbefindens von sich geben und meinten schließlich, erstens hätten sie keine Lust gerade jetzt darüber zu sprechen, sie wollten lieber genießen und zweitens seien ihre Empfindungen kaum in sprachliche Formen zu bringen.

Alle drei waren gut ansprechbar und zeigten außer verstärkter Langsamkeit in der Reaktion keine offen erkennbaren Zeichen der Rauschmittelwirkung.

Dieses Beispiel zeigt deutlich, warum das Fixen so viele Folgekrankheiten mit sich bringt. Es gibt allerdings auch Fixer, die Einwegspritzen tatsächlich nur einmal benutzen. Bei den hier untersuchten Fixern konnte aber nur einer beobachtet werden, der konsequent sterile Instrumente verwendete.

Im übrigen sind die Manipulationen mit der Spritzennadel bemerkenswert. Es konnte häufig erlebt werden, daß minutenlang mit der Nadel in den verschiedensten Adern herumgestochert wurde, bevor man die Spritze drückte. Vor allem in Zeiten der Versorgungsschwierigkeiten mit Drogen bekämpften viele Fixer ihre Unruhe, d. h. ihre nahenden Entzugserscheinungen und die Angst davor, indem sie sich entweder bloßes Leitungswasser, Tee oder Rotwein injizierten oder aber sich lediglich mit der Nadel stachen. Dabei wurden besonders sensible Stellen des Körpers bevorzugt. Selbst in die Zunge und unter die Fingernägel applizierten sich einige die Spritzennadel. Nach Äußerungen dieser Personen, die durch Beobachtung bestätigt werden konnten, scheinen solche Handlungen den Fixern für eine gewisse Zeit Entspannung und Ruhe zu bringen.

4. Gefährlichkeit des Rauschmittelgebrauchs (n = 93)

Alle User waren ziemlich umfassend und zutreffend über Wirkungsweise und mögliche Gefahren des Gebrauchs informiert. Allerdings hatte die in der Wissenschaft herrschende relative Unsicherheit vor allem über Langzeitfolgeschäden dazu geführt, daß allgemein eine mögliche Schädlichkeit verharmlost wurde.

43 Probanden (Haschisch, LSD und ähnliche Mittel) gaben an, ihr Rauschmittelgebrauch sei in keiner Weise für sie gefährlich.

34 (davon 10 Haschisch und LSD-Benutzer) meinten, die von ihnen genommenen Rauschmittel könnten zwar schädliche Wirkungen haben, in der Art und Weise wie sie sie nähmen, sei jedoch keine Gefahr vorhanden.

16 Probanden (Fixer) waren sich über die außerordentliche Gefährlichkeit ihres Tuns im klaren (Leberzirrhose, Überdosis, Gelbsucht etc.). 2 von ihnen hatten sich — nach Auskunft der behandelnden Ärzte durchaus zu recht — mit der Möglichkeit ihres in naher Zeit absehbaren Todes arrangiert ohne jedoch die Fixerei aufzugeben. Die 14 übrigen waren hingegen der festen Überzeugung, der konkrete Eintritt einer erheblichen Schädigung sei bei dem jetzigen Gebrauch noch lange nicht zu erwarten.

Diese Haltung — die im minderen Intensitätsgrad auch die der 34er Gruppe ist, die ja auch bei Anerkennung einer abstrakten Gefahr konkrete Schädigungsmerkmale leugnete — mutet zunächst außerordentlich erstaunlich an. Man neigt dazu, den Usern eine bewußte diesbezügliche Blindheit anzulasten.

Bei weiterer Reflektion ergibt sich aber, daß diese Haltung alles andere als außergewöhnlich ist. Man denke nur an den Straßenverkehr. In Anbetracht der irrsinnigen Zahlen von Toten und Schwerverletzten kann ein bewußt regelwidriges, gefahrenträchtiges Verhalten am Steuer wohl auch nur damit erklärt werden, daß die Betreffenden davon ausgehen, in ihrem ganz individuellen Fall sei keine Gefahr gegeben, *ihnen* werde nichts passieren.

Insofern kann man wohl sagen, daß bei den Usern ein allgemeiner psychischer Mechanismus zur Neutralisierung der Angst bei gefährdendem Tun eingreift, ein Mechanismus, der in unserer Gesellschaft eher typisch als fremd bezeichnet werden muß.

5. *Rauschmittelabhängigkeit (n = 93)*

Diese Ergebnisse entsprechen allgemeinen Vorstellungen und Erfahrungen. Die Benutzer sog. weicher Drogen halten sich regelmäßig für von der Droge unabhängig, in seltenen Fällen allenfalls für psychisch abhängig. Die übrigen User erkennen häufig eine Abhängigkeit an.

Bemerkenswert ist, daß 13 polytoxikomane „Allesfresser", hier alles Fixer, eine reine physische Abhängigkeit konstatieren. Sie fixen offenbar nur (noch) um Entzugserscheinungen zu vermeiden. Diese Aussagen entsprechen den zu 3. b) gemachten Angaben.

In diesen Fällen ist der Wortgebrauch „Rauschmittel*genuß*" im Sinne eines Befolgens hedonistischer Prinzipien deutlich verfehlt. Hier geht es nur noch um den Versuch, das Leben physisch erträglich zu machen.

6. *Wirkung der Strafdrohungen des BetäubungsmittelG (n = 93)*

Alle Befragten meinten übereinstimmend, daß ihr Rauschmittelgebrauch in keiner Weise durch die Strafdrohung des BetäubungsmittelG mindernd beeinflußt werde.

72 gaben an, zwar vor der Polizei und einer möglichen Freiheitsstrafe Angst zu haben, jedoch beeinträchtige das ihren tatsächlichen Rauschmittelgebrauch nicht.

Tabelle 14
Selbsteinschätzung bezüglich einer Rauschmittelabhängigkeit
(Anzahl der untersuchten Probanden: 41)

	psychisch abhängig	physisch abhängig	nicht abhängig	Anzahl	Zahl der Probanden, die den Rauschmittelgenuß für mind. 4 Wochen schon einmal abgesetzt hatten	kein Auftreten von Entzugserscheinungen	psychische Entzugserscheinungen	physische Entzugserscheinungen	Anzahl
von 24 Haschisch- und Marihuana-Benutzern	—	—	x	24	19	x	—	—	17
							x		2
von 34 Haschisch-, LSD-, Mescalin- und Psylocibin-Benutzern	x	—	—	4	10	x	—	—	7
	—	—	x	30		—	x	—	3
von 8 Amphetamin- und Sedativ-Benutzern	x	x	—	8	2	—	x	x	2
von 5 Sedativ-, Amphetamin-, Analgeticum- und Cocain-Benutzern	x	—	—	1	4	x	—	—	1
	x	x	—	4		—	x	—	1
						—	x	x	2
von 22 polytoxikomanen „Allesfressern"	—	x	—	9	3	—	x	x	3
	x	x	—	12					
	—	—	x	1					

Nach den Beobachtungen und Erfahrungen des Verfassers haben alle User Angst. Ihre Reaktionen auf Hausdurchsuchungen und (vorläufige) Festnahmen sind von echter Furcht, ja häufig geradezu von Panik geprägt. Das ist erstaunlich, weil sie in beständiger Erwartung polizeilicher Maßnahmen stehen und zudem die Beamten des Rauschgiftdezernats regelmäßig recht gut — meist auch persönlich — kennen.

Dennoch ist der Mangel an Vorsicht bei Handel und Gebrauch von Rauschmitteln geradezu umwerfend. Meistens werden beim kleineren Drogenhandel zwischen Usern überhaupt keine Sicherheitsvorkehrungen getroffen. So können etwa in einschlägigen Lokalen völlig fremde Personen, die sich ihrem äußeren Erscheinungsbild nach nicht von dem der User absetzen, die ganzen Transaktionen verfolgen ohne übergroße Aufmerksamkeit zeigen zu müssen.

Im Sommer wird auf sonnigen Wiesen mitten in der Stadt an den Ufern der Saar munter gehandelt, geraucht, und sogar gefixt. Dem Beobachter bietet sich ein Bild geradezu paradiesischer Harmlosigkeit. Bei auch nur geringer Geschicklichkeit polizeilichen Vorgehens könnten die User scharenweise gefaßt werden. Diese zur Schau gestellte Sorglosigkeit wechselt schlagartig in Angst und Entsetzen über, wenn das Gerücht durch die Reihe eilt: „Die Bullen kommen". Die ganze Versammlung löst sich blitzartig auf, um dann — falls nichts geschehen ist — schon nach kurzer Zeit in alter Unbekümmertheit zu fröhlichem Tun wieder an derselben Stelle zusammenzusitzen.

Daß die Angst vor Strafe tatsächlich bei diesem Kreis des *Kerns der Drogenszene* nicht ein Beenden oder Verringern des Rauschmittelgebrauchs bewirkt, zeigte sich auch deutlich nach erfolgten Polizeimaßnahmen. Zwar mied jedermann für einige Zeit die bekannten öffentlichen Treffpunkte. In den verschiedenen Wohngruppen und Behausungen nahm der Rauschmittelkonsum jedoch seinen gewohnten Gang.

V. Kriminelle Aktivitäten (n = 69)

Die untersuchte Gruppe ist mit der von I. 3. identisch.

1. Reine Rauschmittelkriminalität und unmittelbare Beschaffungskriminalität

Unter reiner Rauschmittelkriminalität werden hier alle die Handlungen verstanden, die nach dem Betäubungsmittelgesetz strafbar sind, wie Handel, Herstellung, Besitz, unentgeltliche Weitergabe etc.

Unmittelbare Beschaffungskriminalität bezeichnet Handlungen, die nach allgemeinen Vorschriften strafbar sind und dem direkten Erlangen von Rauschmitteln dienen, wie beispielsweise Apothekeneinbrüche und Rezeptfälschungen.

Tabelle 15
Beschaffung von Rauschmitteln
(Anzahl der untersuchten Probanden: 69)

	kaufen	dealen*	Apotheken-einbrüche	Prosti-tution**	auf andere Weise	
von 24 Haschisch- und Marihuana-Benutzern	x	—	—	—	x	14
	x	x	—	—	x	10
von 28 Haschisch-, LSD-, Mescalin- und Psylocibin-Benutzern	x	—	—	—	x	14
	x	x	—	—	x	14
von 6 Amphetamin-Benutzern	x	—	—	—	—	6
von 4 Sedativ-, Amphetamin-, Analgeticum- und Cocain-Benutzern	x	x	—	—	x	4
von 7 polytoxikomanen „Allesfressern" (davon 2 weibl.)	x	x	x	—	x	4
	x	x	x	x	x	1 (♀)
	x	x	—	—	—	2

* Die wirkliche Quote des „dealens" wird höher liegen. Hier sind diejenigen Personen *nicht* erfaßt, die nur gelegentlich, wenn sie selbst einmal günstig „Stoff" zum Eigenbedarf erworben haben, aus Gefälligkeit an andere User Teile ihres Vorrats verkaufen.

** Obwohl Prostitution als solche nicht strafbar ist, wurde der Vollständigkeit dieser Tabelle halber auch diese Erwerbstätigkeit mitaufgeführt.

„Auf andere Weise" beschafft, bedeutet in der Regel, daß Mittel ohne Zahlung eines Entgelts erhalten werden. Nach den Beobachtungen des Verfassers ist diese Weitergabe aus Gefälligkeit recht häufig. Mehrmals konnte er erleben, daß unter physisch und psychisch Abhängigen selbst in „schlechten Zeiten" (Versorgungsengpaß) noch freundschaftlich geteilt wurde, obgleich durch dieses Abgeben die eigene Versorgungslage gefährdet wurde und jedenfalls die Stoffe für stark überhöhte Notpreise hätten verkauft werden können.

Rezeptfälschungen sind in der Zeit der Untersuchung ebenfalls vorgekommen. Es war jedoch nicht möglich, diesbezüglich genauere Daten zu erfahren.

2. Mittelbare Beschaffungskriminalität

Hierunter werden die Handlungen verstanden, die nach allgemeinen Vorschriften strafbar sind und der Verschaffung von Mitteln zum Erwerb von Rauschmitteln dienen, wie etwa Einbruchsdiebstähle, deren Beuteerlös für Rauschmittelankauf verwandt wird.

Vier Personen aus der letzten Gruppe in der o. a. Tabelle waren nachweisbar während der Zeit vom 15. 11. 1971 bis zum 31. 5. 1972 in derartige Kriminalität verstrickt.

3. *Allgemeine Kriminalität*

8 Personen (3 aus Gruppe 2, 1 aus Gruppe 4 und 4 aus der letzten Gruppe der obigen Tabelle) hatten in der Zeit vom 1. 1. 1971 bis zum 31. 5. 1972 Handlungen begangen, die mindestens Vergehen waren, und die in keinem ersichtlichen Zusammenhang zum Rauschmittelgebrauch oder zur Verschaffung von Rauschmitteln standen.

2 von diesen Personen waren berufsmäßige Zuhälter.

4. *Exkurs: Rauschmittel in Gefängnissen*

Immer wieder wurde dem Verfasser von Usern aus allen Gegenden der BRD berichtet, daß sowohl in Jugendstrafanstalten als auch in Anstalten des Erwachsenenstrafvollzugs der Rauschmittelhandel und -gebrauch blühe. Um diesen Äußerungen nachzugehen, ließ sich der Verfasser bei verschiedenen Besuchen in Gefängnissen zum Beweis für solche Behauptungen Rauschmittel von den Insassen zeigen und mitgeben. Die Proben erwiesen sich alle als echt (Haschisch, Cocain und Opium-Pulver, sowie die verschiedensten Aufputschmittel).

Nach den Berichten von ehemaligen und noch einsitzenden Häftlingen scheint es augenblicklich für User eine Art Prestigefrage zu sein, möglichst viel Stoff im Gefängnis zu haben. Für Abhängige ist das darüber hinaus nur zu häufig gleichzeitig eine Existenzfrage, da nach einhelligen Berichten in diesen Anstalten keine medizinische Entzugsbehandlung vorgenommen wird, sondern versucht wird, mit Kamillen-Tee und ähnlichen Mittelchen zu „helfen".

Diese Berichte beziehen sich auf Anstalten im Raume Bayern, Nordrhein-Westfalen und Saarland. Es ist zu befürchten, daß es in anderen Bundesländern ähnlich aussieht.

Der Verf. ist sich darüber im klaren, daß es aus finanziellen und personellen Gründen nicht möglich ist, eine genügend genaue Kontrolle durchzuführen, um die Einfuhr von Rauschmitteln völlig zu unterbinden. Dazu ist die Beschaffenheit der Mittel zu heikel. Man stelle sich nur vor, daß auf einem normalen Blatt Löschpapier bis zu 50 LSD-Trips sein können, ohne daß diese besondere Beschaffenheit des Papiers zu sehen, zu riechen oder zu fühlen wäre.

Es wird jedoch im Interesse der Anstaltsleiter wie auch der User selbst sein, hieraus zu folgern, daß normale Vollzugsanstalten für User nicht geeignet sind. Auch den anderen Gefangenen wäre damit geholfen, weil sie nicht mehr der beständigen Gefahr ausgesetzt wären, von Usern angefixt, d. h. zum Fixen oder anderem Rauschmittelgebrauch verleitet zu werden. Das monotone Einerlei des Strafvollzugs macht die Gefangenen, die sich regelmäßig sowieso nicht durch einen Mangel an Labilität auszeichnen, für solche Versuchungen besonders anfällig.

Vielleicht kann dieser Gedankenansatz einen weiteren Beitrag zur Entkriminalisierung des Rauschmittelgebrauchs zugunsten einer intensiven Therapie sein. Der Gesellschaft jedenfalls kann nicht damit gedient sein, wenn User undifferenziert als Kriminelle behandelt werden.

VI. Statt einer Zusammenfassung

Die hier dargelegten Daten sollen nicht durch eine abschließende Zusammenfassung verkürzt werden. Möge ein jeder die Informationen in seinem eigenen Bezugssystem kritisch würdigen.

Eine Bemerkung sei aber dennoch erlaubt. Verschiedentlich wurde im vorangegangenen Text deutlich, daß der Verfasser gegenüber einer Regelung des Rauschmittelproblems (allein) durch strafrechtliche Mittel negativ eingestellt ist. Das bedarf der näheren Erläuterung und Klarstellung.

Allzu oft mußte erlebt werden, wie strafende Maßnahmen oder auch nur die Angst davor, die individuellen Probleme der User vertieften und jeden vorhandenen Ansatz für Hilfe und Besserung verschütteten. Der Freiheitsentzug ist nach diesen Erfahrungen fast ausnahmslos ohne jeden bessernden oder gar heilenden Effekt auf chronische User. Die Strafdrohung hält diese User auch nicht vom Rauschmittelgebrauch ab. Einmal in der Illegalität ist vielmehr die Verbindung zu „echten" Kriminellen leicht hergestellt. Es ist sehr einfach, Minoritäten mit abweichendem Verhalten in den asozialen und kriminellen Hintergrund abzudrängen. Der umgekehrte Weg ist nicht so schnell begehbar!

Andererseits ist sich der Verfasser durchaus darüber im klaren, daß die Strafdrohung ihre Wirkung entfaltet, wenn jemand vor die Frage gestellt ist, ob er Rauschmittel nehmen sollte oder nicht. Mit anderen Worten: es ist nicht auszuschließen, daß bei Wegfall der Strafdrohung erheblich mehr Menschen in Kontakt mit Rauschmitteln kommen.

Weiterhin wird sehr wohl erkannt, daß eine strafrechtliche Verfolgung der Händler seine Wirkung haben kann, falls die Händler nicht selbst überzeugte User sind. Aber gerade hier entlarvt die Realität solche Überlegungen — wenigstens zur Zeit — als reine Spekulation. Im Laufe der Untersuchung wurden immer wieder User, die nebenbei dealten, festgenommen und verurteilt. Die wirklichen Händler, von denen die Drogenversorgung entscheidend abhing und noch abhängt, wurden fast nie verurteilt. Bei sog. „großen Fängen" der Polizei waren es immer nur „kleine Leute", die vorgeschoben waren und die den Kopf hinhielten.

Diese Erfahrungen erklären die sehr skeptische Haltung des Verfassers zu der heutigen Situation. Es wird weiterer Informationen und Überlegungen bedürfen, um hieraus endgültige Schlüsse zu ziehen. Eines scheint jedoch festzustehen: es ist niemandem damit geholfen, wenn User der heutigen Praxis entsprechend einfach nur eingesperrt werden.

Anhang
Halbstandardisiertes Interview zu Fragen des Rauschmittelgebrauchs

(Die offenen Fragen sind mit * gekennzeichnet)

1. Geschlecht
2. Alter
3. Ausbildung (Schule, Lehre, Studium)
4. a) Wird zur Zeit ein Beruf ausgeübt?
   b) Wurde früher ein Beruf ausgeübt, wenn ja, bis wann?
   c) Womit beschäftigen Sie sich tagsüber?
   d) Wovon leben Sie?
5. Partner
   (Verheiratet, Dauerfreundschaft, häufig wechselnde Partner, selten wechselnde Partner, kein Partner; aus welcher Gruppe stammt Partner, arbeitet Partner)
6. Wohnung
   (bei Eltern, allein, mit Partner allein, mit Partner in Gruppe, ohne Partner in Gruppe; in beständigem oder wechselndem Wohnsitz)
7. a) *Verstehen Sie sich mit Ihren Eltern (Vater/Mutter?)
   b) Verstehen sich Ihre Eltern gegenseitig gut?
   c) Beruf des Vaters / der Mutter
   d) *Was gefällt Ihnen an Ihren Eltern am besten, was am wenigsten (Vater/Mutter)
8. Trinken Sie Alkohol?
   (was, wann, wieviel)
9. Rauchen Sie?
10. *Gibt es Ereignisse, welche Ihr Leben entscheidend beeinflußt haben? Wenn ja, wann war das?
11. Sind Sie Mitglied von politisch orientierten oder anderen Gruppen; früher gewesen? Wenn ja, wann und warum ausgetreten?
12. Welche Rauschmittel nehmen Sie?
13. Wann wurde das erste Mal welches Rauschmittel genommen?
14. Hatten Sie bereits zuvor die Absicht, bei Gelegenheit einmal Rauschmittel zu probieren (spezielle Drogen? seit wann? aus welchem Grund?)
15. Wie kam es dazu, daß Sie zum ersten Mal Rauschmittel einnahmen?
16. Welche Rauschmittel wurden danach in welcher Reihenfolge genommen?
17. Wie häufig wurden welche Rauschmittel am Anfang genommen?

18. *Hat sich mit der Zeit der Konsum nach Art und Menge der Droge geändert? Warum?
19. Welche Rauschmittel werden heute in welcher Menge genommen? In welchen Zeitabständen?
20. Unter welchen äußeren Bedingungen werden und wurden Rauschmittel genommen?
(allein, mit Partner, in Gesellschaft; in fremder Wohnung, in eigener Wohnung, im Freien)
21. Müssen Sie in einer besonderen Stimmung sein, wenn Sie Rauschmittel nehmen?
22. a) Nimmt Ihr jetziger Partner — nahmen frühere Partner — ebenfalls Rauschmittel?
b) Taten Sie das schon vor der Bekanntschaft mit Ihnen?
c) Welche Mengen nimmt der Partner in welchen Zeitabständen?
23. Haben Sie im Ausland Rauschmittelerfahrungen gemacht?
24. a) Woher werden Rauschmittel bzw. das Geld für Rauschmittel bezogen?
[Apothekeneinbrüche; eigenes Dealen; Versorgung durch Freunde: Gegenleistung?]
b) Welche Drogen werden in welchen Mengen zum Zwecke der unmittelbaren und mittelbaren Eigenversorgung gehandelt?
25. a) Kann Ihrer Ansicht nach Rauschmittelgenuß gesundheitsschädlich sein?
Jeder Rauschmittelgenuß? Welche Gesundheitsschäden können auftreten?
b) Woher wissen Sie das alles?
Können Sie mir Autoren oder Titel von Büchern nennen, die Sie bezüglich der Wirkung von Rauschmitteln gelesen haben?
26. a) *Möchten Sie lieber in der Stadt oder auf dem Lande wohnen? Warum?
b) Meinen Sie, daß in Städten der zwischenmenschliche Kontakt schlechter ist als auf dem Lande?
27. Was haben Sie am liebsten, wenn Sie mit guten Bekannten zusammen sind:
a) Es wird diskutiert.
Beteiligen Sie sich gern an den Diskussionen oder hören Sie lieber zu?
b) Es wird wenig gesprochen.
28. Hatten Sie bereits Kontakt mit

Jugendbehörde Polizei Strafgericht Strafvollzug Arzt; Klinik; Entziehungsanstalt	a) in Zusammenhang mit Rauschmittelgebrauch b) sonstige Kontakte

29. Wieviel Personen kennen Sie in Saarbrücken, die regelmäßig „soft drugs" [Haschisch, Marihuana, LSD] und „hard drugs" [Opium mit Derivaten und alle Arten von gespritzten Drogen] nehmen?

30. Meinen Sie, daß es in Saarbrücken über diese Ihnen bekannten Personen hinaus noch weitere gibt? Wenn ja, wieviele schätzen Sie?

31. a) Was ist Ihrem Empfinden nach am Drogenrausch so schön?
    b) Gilt das allgemein für alle Drogen?
    c) Welche Empfindungen haben Sie, wenn der Rausch abklingt? (aufschlüsseln nach den verschiedenen Drogen)

32. Drogengebrauch und Einschätzung der eigenen Persönlichkeit:
    a) Können Sie Änderungen in Ihrem geistigen und sozialen Leben aufgrund des Drogengebrauchs feststellen?
    b) Können Sie Änderungen bezüglich Ihres Gesundheitszustandes feststellen — körperliches Wohlbefinden?
    c) Wirkt sich der Rauschmittelgebrauch auf Ihre Sexualität aus?

33. *Warum haben Sie das erste Mal Rauschmittel genommen?

34. *Warum haben Sie den Rauschmittelgebrauch fortgesetzt?

35. Angenommen, Ihnen stünden unbegrenzte Mengen von Rauschmitteln zur Verfügung, würden Sie dann
    a) die Dosis erhöhen
    b) auch andere Rauschmittel nehmen
    c) Rauschmittel häufiger nehmen?

36. Warum nehmen Sie heute Rauschmittel?

37. a) *Würden Sie sich als drogenabhängig (psychisch, physisch) bezeichnen?
    b) Haben Sie schon einmal versucht aufzuhören? Wann? Über welchen Zeitraum hinweg?
    c) Hat in Ihrem Bekanntenkreis schon jemand versucht aufzuhören? Erfolgreich? Für wie lange?

38. Gesellschaftliches und politisches Selbstverständnis
    a) Leben Sie Ihrer Ansicht nach außerhalb der bürgerlichen Gesellschaft?
    b) *Was verstehen Sie unter dem Begriff bürgerliche Gesellschaft?
    c) Gibt diese Gesellschaft Ihnen genügend Freiheit zur Selbstverwirklichung?
    d) *Wenn a) mit ja beantwortet:
    Gab es einen konkreten Anlaß, daß Sie sich von dieser Gesellschaft abgesetzt haben?
    Stichworte: Krieg, Rassendiskriminierung, Ungerechtigkeiten
    Kann man nicht dennoch gut in einer solchen Gesellschaft leben, solange man selbst nicht das Opfer dieser Ungerechtigkeiten ist?

39. a) *Meinen Sie, daß die Gesellschaft zum Guten hin geändert werden kann?
 b) Wodurch?
 c) Würden Sie sich persönlich dafür einsetzen, die Gesellschaft zu ändern?
40. Gedanken an die Zukunft
 a) Soll der Rauschmittelgebrauch fortgesetzt werden (in welchem Umfang?)
 b) Wie stellt sich der Befragte für die Zukunft die Rauschmittelbeschaffung bzw. die Erlangung von Geld zur Rauschmittelbeschaffung vor?
 c) Haben Sie vor, Ihre jetzige Lebensweise später einmal in irgendeiner Art zu ändern, sei es durch eine große Reise, ein Wegziehen aus der Stadt oder ähnliches?
41. a) Birgt Ihre Art des Rauschmittelgebrauchs Gefahr für Ihre Gesundheit?
 b) Nähmen Sie auch dann noch Rauschmittel, wenn
  1. eine ernste Gesundheitsschädigung wahrscheinlich aber nicht notwendig
  2. unabwendbar wäre?
42. Haben Sie Kontaktschwierigkeiten
 a) innerhalb Ihres Kreises
  aa) gegenüber Personen männlichen Geschlechts?
  bb) gegenüber Personen weiblichen Geschlechts?
 b) bezüglich Personen, die nicht zu Ihrem Kreis gehören? Möchten Sie zu solchen Personen Kontakt haben?
43. a) Welche Interessengebiete (Hobbys) haben Sie?
 (Politische Bestätigungen, Literatur, Malerei, Musik, Sport, Reisen)
 a) Wie werden diese Interessen befriedigt?
44. Persönliche Stellung zum Verbot des Rauschmittelgebrauchs
 a) Hemmt Sie das Strafverbot bei der Befriedigung Ihres Bedürfnisses nach Rauschmitteln zumindest teilweise?
 b) Hat es Sie früher beeinflußt?
 c) Beeindruckt Sie der Plan der Bundesregierung, die Strafen für Rauschmittel — auch Kleinhandel — und den Gebrauch empfindlich zu erhöhen?
 d) Sehen Sie in Ihrem Bekanntenkreis eine dämpfende Wirkung durch das strafrechtliche Rauschmittelverbot?
 e) Sollten Händler mehr bestraft werden als User?
45. Sollte der Rauschmittelgebrauch von
 a) Kindern (bis 14 Jahren)
 b) Jugendlichen (bis 18 Jahren)
 c) Erwachsenen
 strafbar sein? Welche Strafdrohung hielten Sie für angemessen?

46. Sollte der Gebrauch der sog. harten Drogen strafbar sein?
47. Wenn 46. mit ja beantwortet:
Meinen Sie, daß eine solche Bestrafung die Benutzer harter Drogen von weiterem Gebrauch abhalten kann?

Anmerkungen

[1] Die in Klammern gesetzten Stichworte sind Hinweise für den Fragenden. Auf diese Punkte soll der Befragte zum Zwecke einer besseren Differenziertheit seiner Antwort aufmerksam gemacht werden.

[2] Bei den „offenen Fragen" darf und soll der Befragende versuchen, im Rahmen eines freien Gesprächs tiefer in die angeschnittene Problematik einzudringen.

Allgemeine Angaben

(Nicht-Zutreffendes bitte durchstreichen)
Geschlecht: männl./weibl. Geburtsjahr:

Konservatismus-Skala*

Welche der folgenden Punkte bejahen oder verneinen Sie?
(Bitte machen Sie einen Kreis um das „Ja", wenn Sie den betreffenden Punkt bejahen, und um das „Nein", wenn Sie ihn verneinen. Benutzen Sie das „?" nur dann, wenn Sie sich wirklich nicht anders entscheiden können. Arbeiten Sie so schnell wie möglich und verwenden Sie die Antwort, die Ihnen zuerst in den Sinn kommt. Es gibt keine richtigen oder falschen Antworten. Bitte, bearbeiten Sie alle Punkte!)

01. Striptease	Ja ? Nein	22. Bibel	Ja ? Nein
02. Feiertagsheiligung	Ja ? Nein	23. Pyjama Parties	Ja ? Nein
03. Gammler	Ja ? Nein	24. Vorbeugehaft	Ja ? Nein
04. Vaterlandsliebe	Ja ? Nein	25. Volkstum	Ja ? Nein
05. Selbstzucht	Ja ? Nein	26. Verfassungschutz	Ja ? Nein
06. Berufstätige Mütter	Ja ? Nein	27. Aktfotos	Ja ? Nein
07. Soldatischer Drill	Ja ? Nein	28. Gesundes Volksempfinden	Ja ? Nein
08. Göttliche Vorsehung	Ja ? Nein	29. Gehorsam gegenüber Eltern	Ja ? Nein
09. Sozialismus	Ja ? Nein	30. Homosexualität	Ja ? Nein
10. Vetternheirat	Ja ? Nein	31. Ehebruch	Ja ? Nein
11. Selbstmord	Ja ? Nein	32. Beatle-Frisur	Ja ? Nein
12. Legale Abtreibung	Ja ? Nein	33. Jungfräuliche Braut	Ja ? Nein
13. Wiedervereinigung	Ja ? Nein	34. Lernmaschinen	Ja ? Nein
14. Polizeistunde	Ja ? Nein	35. Künstliche Befruchtung	Ja ? Nein
15. Computermusik	Ja ? Nein	36. Verbot extremer Parteien	Ja ? Nein
16. Keuschheit	Ja ? Nein	37. Hausordnung	Ja ? Nein
17. Minderjährige Autofahrer	Ja ? Nein	38. Kriegsauszeichnungen	Ja ? Nein
18. Freikörperkultur	Ja ? Nein	39. Notstandsgesetze	Ja ? Nein
19. Feste Grundsätze	Ja ? Nein	40. KPD-Verbot	Ja ? Nein
20. Ehescheidung	Ja ? Nein		
21. Angeborenes Gewissen	Ja ? Nein		

* Die Skala wurde ohne Überschrift vorgelegt.

Anweisung zum Ausfüllen des Fragebogens

bitte machen Sie ein Kreuz durch das „stimmt", wenn Sie der betreffenden Feststellung zustimmen, und durch das „falsch", wenn Sie nicht zustimmen. Benutzen Sie das „?" nur dann, wenn Sie sich wirklich nicht anders entscheiden können. Dies sollte nur in paar wenigen Fällen geschehen. Arbeiten Sie so schnell wie möglich und benutzen Sie die Antwort, die Ihnen zuerst in den Sinn kommt. Es ist unbedingt notwendig, daß alle Fragen beantwortet werden.

Dieser Fragebogen hat nichts mit der Intelligenz zu tun, sondern will lediglich Ihre gewohnheitsmäßigen Verhaltensweisen oder gedanklichen Vorstellungen erfassen.

Bitte beantworten Sie *alle* Fragen!

Dogmatismus-Skala*

01. Das schlimmste Verbrechen, das jemand begehen kann, ist, seine Gesinnungsgenossen öffentlich anzugreifen. stimmt ? falsch
02. Ein Mensch ist erst dann wirklich bedeutend, wenn er sich einer idealen Sache widmet. stimmt ? falsch
03. Die meisten Menschen, mit denen man wichtige soziale und moralische Probleme bespricht, verstehen wirklich nichts davon. stimmt ? falsch
04. Manchmal muß man Gewalt anwenden, um ein Ideal, an das man restlos glaubt, zu fördern. stimmt ? falsch
05. Zu viele Leute sind Nieten, und unser gegenwärtiges Gesellschaftssystem ist verantwortlich dafür. stimmt ? falsch
06. Wenn ich mal in eine erhitzte Diskussion verfangen werde, fällt es mir schwer, einzuhalten. stimmt ? falsch
07. Um das Glück der Menschheit für die Zukunft zu sichern, ist es manchmal notwendig, Ungerechtigkeiten in der Gegenwart zu ertragen. stimmt ? falsch
08. Die Gegenwart ist so voll von Unglück, daß man das Gute nur von der Zukunft erhoffen kann. stimmt ? falsch
09. Ein Mann, der hauptsächlich nur an sein eigenes Glück denkt, hat keinen Anspruch auf Beachtung. stimmt ? falsch
10. Wenn ich zwischen Glück- und Größe zu wählen hätte, würde ich die Größe vorziehen. stimmt ? falsch
11. Es ist nur natürlich, daß man Schuldgefühle hat. stimmt ? falsch
12. Ich habe des öfteren gemerkt, daß Leute gemeine und beleidigende Dinge über mich sagen. stimmt ? falsch
13. Ich glaube sicher, daß man über mich redet. stimmt ? falsch
14. In einer scharfen Diskussion bin ich so mit dem beschäftigt, was ich sagen will, daß ich vergesse zuzuhören, was die anderen sagen. stimmt ? falsch

---

* Die Skala wurde ohne Überschrift vorgelegt.

Intoleranz-Skala*

15. Es beunruhigt mich, daß heutzutage alles so unsicher und wechselhaft ist. Man weiß nie, was man zu erwarten hat. stimmt ? falsch
16. Es verwirrt mich, wenn ich einer sehr bekannten Persönlichkeit vorgestellt werde, weil ich nicht weiß, wie diese über mich denkt. stimmt ? falsch
17. Ich werfe meine Briefe immer sofort ein, weil ich Dinge nicht gerne herumliegen habe. stimmt ? falsch
18. Eine Person mit einer undeutlichen und näselnden Aussprache regt mich auf. stimmt ? falsch
19. Wer überhaupt etwas auf sich hält, bleibt nicht auf der untersten Stufe stehen. stimmt ? falsch
20. Frauen kann man klar in zwei verschiedene Gruppen einteilen: gute und schlechte. stimmt ? falsch
21. Frauen benehmen sich heutzutage zu sehr wie die Männer. stimmt ? falsch
22. Wenn ich mich in einer wichtigen persönlichen Sache entscheiden kann, handele ich gern nach dem Rat einer älteren, respektierten Person. stimmt ? falsch
23. In schwierigen Dingen soll man sich schnell entscheiden, um damit fertig zu werden. stimmt ? falsch
24. Ein Mann, der seine Schwächen nicht allein meistern kann, ist nicht viel wert. stimmt ? falsch
25. Im letzten sind unsere grundsätzlichen Schwierigkeiten durch praktische und ökonomische und nicht durch menschliche und psychologische Ursachen bedingt. stimmt ? falsch
26. Man muß kämpfen, um oben zu bleiben in einer Welt, die fast nur aus Schwachen und Starken besteht. stimmt ? falsch
27. Der Mensch, auf sich selbst gestellt, ist ein hoffnungsloses und miserables Wesen. stimmt ? falsch
28. Kommunismus und Katholizismus haben nichts miteinander gemein. stimmt ? falsch

Selbstbeurteilung

Auf diesem Blatt wurde eine Reihe bipolarer Skalen zusammengestellt. Man nennt diese Skalen bipolar, weil an den Endpunkten gegensätzliche Eigenschaften stehen, z. B. lustig — ernst oder schnell — langsam.

Die Zahlen zwischen den Eigenschaftswörtern drücken das Ausmaß an z. B. „lustig" oder „ernst" aus, welches einem Menschen zugeschrieben werden kann. Je weiter Sie von der Mitte (Zahl 1) weg nach außen (bis Zahl 4) gehen, desto extremer wird Ihr Urteil. Lassen Sie bitte keine Skala aus. Wenn Sie sich einmal nicht entscheiden können, so setzen Sie das Kreuz in die Mittelzone (d. h. zwischen 1 und 1). Machen Sie bitte nur *ein* Kreuz auf jeder Skala.

---

* Die Skala wurde ohne Überschrift vorgelegt.

Bitte versuchen Sie nun, *sich selbst* zu beurteilen, so wie Sie im allgemeinen zu sein glauben. Sie wissen ja, richtige oder falsche Urteile gibt es dabei nicht.

Kreuzen Sie also das an, was für Sie am ehesten zutrifft. Arbeiten Sie immer spontan, ohne lange zu überlegen!

01. lustig	4	3	2	1	1	2	3	4	ernst
02. langsam	4	3	2	1	1	2	3	4	schnell
03. intelligent	4	3	2	1	1	2	3	4	unintelligent
04. verschlossen	4	3	2	1	1	2	3	4	offen
05. kooperativ	4	3	2	1	1	2	3	4	egoistisch
06. unsympathisch	4	3	2	1	1	2	3	4	sympathisch
07. sachlich	4	3	2	1	1	2	3	4	verspielt
08. unordentlich	4	3	2	1	1	2	3	4	ordentlich
09. zögernd	4	3	2	1	1	2	3	4	entschlußfreudig
10. redselig	4	3	2	1	1	2	3	4	verschwiegen
11. kontaktfreudig	4	3	2	1	1	2	3	4	abwartend
12. passiv	4	3	2	1	1	2	3	4	aktiv
13. beweglich	4	3	2	1	1	2	3	4	starr
14. konservativ	4	3	2	1	1	2	3	4	progressiv
15. freundlich	4	3	2	1	1	2	3	4	unfreundlich
16. impulsiv	4	3	2	1	1	2	3	4	gehemmt

Anleitung zum Ausfüllen des Fragebogens

Verbale Autoritarismus-Skala*

Um Ihnen die Stellungnahme zu folgenden Äußerungen und Redensarten zu erleichtern, sind für jede Äußerung drei Stufen der Zustimmung und drei Stufen der Ablehnung vorgesehen. Bitte machen Sie ein Kreuz in das Kästchen, das Ihrer Stellungnahme entspricht. Wenn Sie der Äußerung zustimmen, so können Sie zwischen drei Stufen der Zustimmung unterscheiden, nämlich zwischen starker, mittlerer und schwacher Zustimmung. Dasselbe gilt, wenn Sie eine Äußerung ablehnen, es gibt also auch starke, nicht so starke oder schwache Ablehnung.

Damit Sie es einfacher haben, schlagen wir folgende „Abkürzung" vor:

Zustimmung			*Ablehnung*		
□	□	□	□	□	□
+3	+2	+1	−1	−2	−3

+ 3 = stark
+ 2 = mittel
+ 1 = schwach

− 3 = stark
− 2 = mittel
− 1 = schwach

* Die Skala wurde ohne Überschrift vorgelegt.

Würden Sie nun bitte die folgenden Äußerungen der Reihe nach durchlesen und bei jeder ankreuzen, wie sehr Sie zustimmen oder ablehnen.

		Zustimmung			*Ablehnung*		
		+3	+2	+1	−1	−2	−3
1.	Auch seine Freizeit sollte man nach einem Plan gestalten.	☐	☐	☐	☐	☐	☐
2.	Politik verdirbt den Charakter, ein anständiger Mensch hält sich draußen.	☐	☐	☐	☐	☐	☐
3.	Nur durch Arbeit wird man glücklich.	☐	☐	☐	☐	☐	☐
4.	Den meisten Jugendlichen geht es heute zu gut; es ist höchste Zeit, daß sie wieder straffe Disziplin lernen.	☐	☐	☐	☐	☐	☐
5.	Es wird immer Kriege geben, die Menschen sind nun einmal so.	☐	☐	☐	☐	☐	☐
6.	Es wird bei uns zuviel geredet und diskutiert, damit kommt man nicht weiter.	☐	☐	☐	☐	☐	☐
7.	Wir sollten unter unsere Vergangenheit einen Schlußstrich ziehen, bei den anderen sind genau so schlimme Dinge vorgekommen.	☐	☐	☐	☐	☐	☐
8.	Deutschland ist und bleibt das Bollwerk gegen den Bolschewismus.	☐	☐	☐	☐	☐	☐
9.	Wie unsere Gefängnisse heute eingerichtet sind, wird die Strafe fast zu einer Belohnung.	☐	☐	☐	☐	☐	☐
10.	Vieles von dem was über die Konzentrationslager berichtet wird, ist übertrieben.	☐	☐	☐	☐	☐	☐
11.	Die Amerikaner mögen noch so zivilisiert sein, wirkliche Kultur haben sie nicht.	☐	☐	☐	☐	☐	☐
12.	Die Gewerkschaften sind eigennützige Interessenverbände, denen das Allgemeinwohl der Bevölkerung gleichgültig ist.	☐	☐	☐	☐	☐	☐
13.	Hitlers Ausrottungsmaßnahmen waren brutal, aber wenn man etwa unverbesserliche Verbrecher auf eine menschlichere Art loswerden könnte, wäre es gut für die Gesamtheit.	☐	☐	☐	☐	☐	☐
14.	Die menschliche Natur ist im Grunde unveränderlich, der Mensch bleibt, was er ist.	☐	☐	☐	☐	☐	☐

Auf diesem Blatt finden Sie 15 Paare von Strichzeichnungen und Zahlengruppen. Links bzw. rechts von jeder Zeichnung oder Zahlengruppe befindet sich eine Null (0). Suchen Sie bei jedem Paar diejenige Zeichnung oder Zahlengruppe aus, die Ihnen am besten gefällt. Streichen Sie dann die zur Zeichnung oder Zahlengruppe gehörige Null durch (Ø).

Symbolische Autoritarismus-Skala*

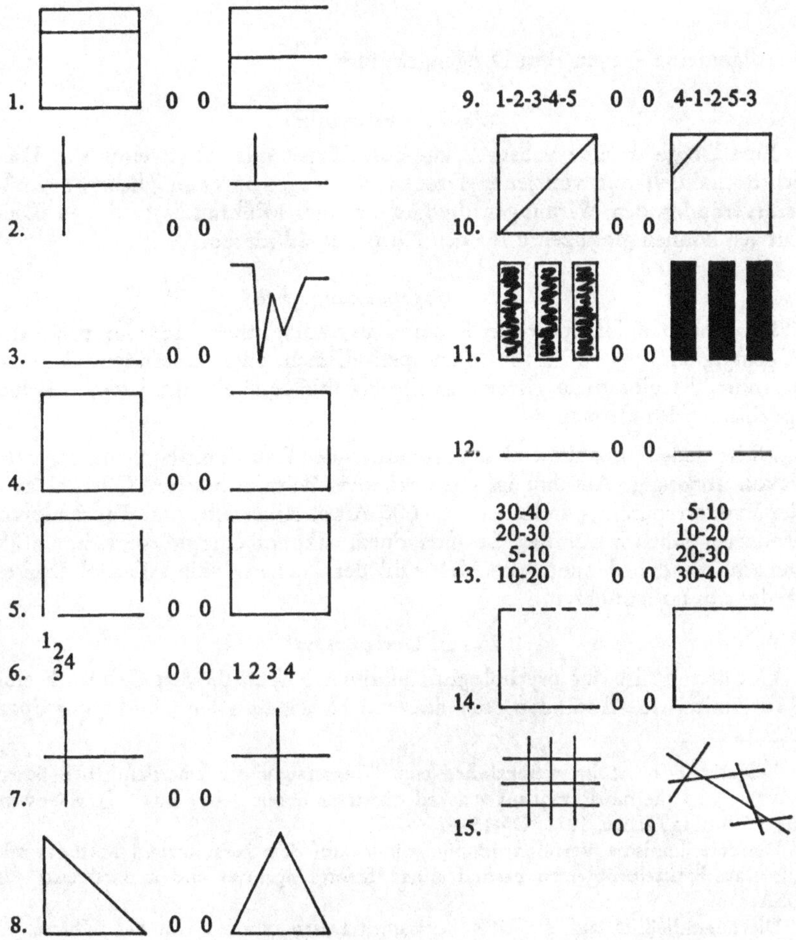

* Die Skala wurde ohne Überschrift vorgelegt.

Anhang

Antworten auf die häufigsten Fragen im Zusammenhang mit Drogengebrauch*

I. Allgemeine Fragen zum Drogengebrauch

Was ist eine Droge?

Eine Droge ist eine Substanz, die auf Körper oder Geist einwirkt. Diese Schrift handelt nur von jenen Drogen, die wegen ihrer möglichen bewußtseinsverändernden Wirkungen die Gefahr eines Mißbrauchs bedingen. Diese Drogen können gleichzeitig für den Körper schädlich sein.

Was ist Drogenabhängigkeit?

Drogenabhängigkeit ist ein Zustand psychologischer und/oder physischer Abhängigkeit, der von chronischem, periodischem oder dauerndem Gebrauch herrührt. Es gibt viele Arten der Drogenabhängigkeit mit jeweils eigenen spezifischen Problemen.

Nicht jeder, der bewußtseinsverändernde Rauschmittel benutzt, wird davon abhängig. Alkohol ist ein bekanntes Beispiel hierfür. Obwohl es in der Bundesrepublik mindestens 600 000 Alkoholiker gibt und Tausende von Menschen jährlich auf den Straßen durch alkoholbedingte Verkehrsunfälle sterben, schaden dennoch die Mehrzahl der Personen, die Alkohol trinken, weder sich noch anderen.

Was ist Gewöhnung?

Gewöhnung ist der psychologisch motivierte Wunsch, den Gebrauch eines Rauschmitels in Abständen oder dauernd zu wiederholen. Flucht vor Span-

---

* Dieser Text ist im wesentlichen eine Übersetzung der amerikanischen Schrift "Answers to the most frequently asked questions about drug abuse" (US Government Printing Office, 1971, O 415—256).

Die amerikanische Veröffentlichung gründet auf dem gesammelten Material aller mit Rauschmittelproblemen beschäftigten "federal agencies and departments" der USA.

Die ausschließlich auf die USA bezogenen Daten wurden von den Übersetzern durch europäische bzw. bundesrepublikanische ersetzt und ergänzt.

Die in der amerikanischen Schrift noch nicht berücksichtigten neuesten Forschungsergebnisse wurden eingearbeitet.

nungen und dem täglichen Einerlei sowie das Verlangen nach euphorischer Stimmung („high“ sein) sind einige der Gründe, die zum gewohnheitsmäßigen Drogengebrauch führen.

Was ist Sucht?

Sucht ist die physische Abhängigkeit von einer Droge. Zu ihrer wissenschaftlichen Definition gehören die Begriffe Toleranzwirkung und Entziehungserscheinung. Die Toleranzwirkung zeigt sich dadurch, daß immer größere Mengen von Drogen gebraucht werden, um den gleichen Effekt hervorzurufen. Wenn der Drogengebrauch plötzlich abgebrochen wird, treten Entzugserscheinungen auf, die durch so unangenehme Erscheinungen wie Erbrechen und Krämpfe gekennzeichnet werden. Der Drang, den Drogengebrauch zu wiederholen, ist deshalb verständlich, weil die Droge zeitweilig alle Probleme löst und die Entzugserscheinungen fernhält.

Auch Beruhigungsmittel und Aufputschmittel können süchtig machen.

Drogenabhängigkeit jeder Art ist ein ernsthaftes Problem sowohl für den einzelnen wie auch für die Gesellschaft.

Sind alle Drogen schädlich?

Jede Droge ist schädlich, wenn sie im Übermaß genommen wird. Einige Drogen können auch dann schädlich sein, wenn sie in gefährlichen Kombinationen oder von sehr sensiblen Menschen genommen werden; hier können selbst kleine Mengen hinreichend sein.

Die Tatsache, daß gewisse Drogen eine sehr wohltätige Wirkung entfalten können, hat zu der falschen Ansicht geführt, daß Pillen alle Probleme lösen können. Die Gesellschaft muß eine neue, kritischere Haltung allen Drogen gegenüber entwickeln. Bewußtseinsverändernde Drogen können kaum merkliche wie auch deutliche Nebeneffekte haben. Diese können sofort oder nach langer Zeit oder erst nach langem Gebrauch auftreten.

Warum werden heute Rauschmittel mißbraucht?

Der Rauschmittelge- und -mißbrauch ist keine spezifische Erscheinung unserer Tage. Verschiedene Formen des Rauschmittelgebrauches hat es schon seit jeher in allen Ländern gegeben. Der augenblickliche, geradezu epidemische Rauschmittelmißbrauch hat viele Gründe. Grob gesprochen, kann der Rauschmittelge- und -mißbrauch als ein Bemühen des einzelnen beschrieben werden, anders zu empfinden, als er es tatsächlich tut. Viele Drogen gewähren ihren Benutzern zeitweilig die Möglichkeit, Frustrationen zu überwinden, Depressionen und Entfremdungsgefühle zu mindern oder vor sich selbst zu fliehen. Ein derartiger Drogengebrauch kann natürlich noch nicht einmal ansatzweise die Probleme des einzelnen oder der Gesellschaft lösen. Der Drogengebrauch bedeutet vielmehr eine Flucht vor diesen Problemen.

Einige der Faktoren,
die zur Drogenwelle der letzten Jahre beigetragen haben, sind:

1. der weitverbreitete Glaube, daß Medikamente auf nachgerade magische Weise Probleme lösen können,
2. der leichte Zugang zu Drogen in einer Wohlstandsgesellschaft,
3. Freude an der durch Drogen bewirkten Euphorie oder Erregung,
4. Gruppenzwang, der den einzelnen, vor allem den Jugendlichen dazu verleitet, sich gegenwärtigen Verhaltensmustern anzupassen, mag dies die Kleidung, das Amüsement oder den Drogengebrauch betreffen,
5. die Suche nach geschärfter Wahrnehmungsfähigkeit und erhöhter Kreativität, die manche Personen sich vom Gebrauch bewußtseinsverändernder Drogen versprechen,
6. der Drogen-, insbesondere Marihuanagebrauch als „gesellschaftliche Pflichtübung" ähnlich dem Alkoholgenuß,
7. die Anzahl junger Leute, die unzufrieden oder desillusioniert sind oder die einfach den Glauben an das herrschende gesellschaftliche System verloren haben,
8. die Neigung von Personen mit psychischen Problemen, leichte Lösungen mit Hilfe von Chemikalien zu suchen,
9. die Verkündigungen von „Drogenpropheten" über die positiven Wirkungen von Rauschmitteln,
10. die Unfähigkeit der Gesellschaft, den enttäuschten Jugendlichen echte Alternativen anzubieten.

Was ist mit dem Begriff Drogenszene gemeint?

Die Drogenszene besteht aus Gruppen von Leuten, die ihr Leben dem Drogengebrauch gewidmet haben. Sie kann sich auf bestimmte Wohngebiete beschränken. International bekannt ist beispielsweise der Haight-Ashbury Distrikt in San Francisco.

Fast ausnahmslos wird in diesen Gruppen Haschisch bzw. Marihuana geraucht, aber auch Halluzinogene, Sedative, Aufputschmittel und Betäubungsmittel werden genommen. In diesen Gruppen herrscht eine starke Fluktuation; nur eine Minderheit bleibt länger als ein Jahr.

Wo findet man die meisten Rauschmittelbenutzer?

In Amerika war der Marihuana- bzw. Haschischgebrauch früher in erster Linie in sozial benachteiligten Gebieten aber auch bei einigen Künstlern (beispielsweise bei Jazzmusikern) verbreitet. In Amerika wie auch in Europa findet man heute Haschisch- bzw. Marihuanaraucher und andere Rauschmittelbenutzer in allen sozialen Schichtungen, und zwar vor allem unter den Jugendlichen. Das gilt auch für den Gebrauch von Beruhigungsmitteln und Aufputschmitteln, der früher weitgehend auf Personen der mittleren und oberen sozialen Klassen beschränkt war. Es muß allerdings betont werden, daß alle Erscheinungsformen des Drogengebrauchs einem sehr schnellen Wandel unterliegen.

Warum haben psychoaktive Mittel solche unterschiedlichen Wirkungen bei den einzelnen Benutzern?

Die Wirkungen der bewußtseinsverändernden Substanzen hängen von der Erwartungshaltung des Benutzers, der Umgebung, in der der Rauschmittelgebrauch stattfindet und der Stärke des eingenommenen Mittels ab. Bewußtseinsverändernde Substanzen können ungeheuer unterschiedliche Wirkungen bei unterschiedlichen Personen deshalb haben, weil sie bei den Einzelnen Persönlichkeitszüge aufdecken, die im normalen Leben nicht erkennbar sind. Natürliche Kontrollfunktionen werden gemindert oder ausgeschaltet; so kann beispielsweise eine Person plötzlich sehr ärgerlich werden, eine andere ebenso plötzlich verliebt, eine dritte glücklich und eine andere vielleicht völlig disorientiert und verwirrt oder mißgestimmt sein.

Sogar ein und dieselbe Person, die bei verschiedenen Gelegenheiten die gleiche Dosis eines Rauschmittels nimmt, kann dabei völlig verschiedene Rauscherlebnisse haben. Da die Selbstkontrolle verloren geht, ist man in seinen Empfindungen und Reaktionen stark von der Umgebung abhängig. Diese Faktoren können die Wirkungsweise der Rauschmittel entscheidend verändern.

Nehmen Rauschmittelbenutzer mehr als eine Droge gleichzeitig?

Viele Personen, die ein Rauschmittel gebrauchen neigen dazu, auch andere Mittel zu benutzen. Einige von ihnen sagen, sie suchen ein „neues high“. Andere nehmen jede erreichbare Droge nur, um ihre normale bürgerliche Existenz hinter sich zu lassen. Und wieder andere spielen chemisches Roulett, indem sie alles einnehmen, selbst völlig unidentifizierte Pillen.

Warum tritt der Rauschmittelgebrauch in Wohlstandsgesellschaften auf?

Früher dachte man, daß in dem Augenblick, wo Armut nicht mehr existierte, auch keine Rauschmittel mehr genommen werden würden. Diese Auffassung war offensichtlich irrig. In einer Welt, die durch einen schnellen Wechsel auch von Wertsystemen gekennzeichnet ist, garantiert der allgemeine Wohlstand genügend Freizeit und Geldmittel, um einen Rauschmittelgebrauch zu unterstützen. Der Verlust von Zielstrebigkeit und Leistungsmotivation kann ein Nebenprodukt der Wohlstandsgesellschaft sein. Sobald jemand nicht mehr arbeiten muß, nur um zu essen und sich zu kleiden, beginnt er Freizeitprobleme zu entwickeln. Wenn er keine anderen Interessen hat und sich nicht befriedigend zu beschäftigen weiß, kann er dafür anfällig werden, chemischen Ersatz anstelle eines produktiven Lebens zu setzen.

Können die Wirkungen des Drogenge- und -mißbrauchs auf ungeborene Kinder übertragen werden?

Einige Babys, die von heroinabhängigen Müttern geboren worden sind, haben Entziehungserscheinungen gezeigt. Über die genetische Wirkung anderer Drogen ist augenblicklich noch nicht genügend bekannt. Jedenfalls ist jeder Medikamentengebrauch während der Schwangerschaft ohne sorgfältige ärztliche Aufsicht äußerst risikoreich.

Warum darf man nicht Rauschmittel nehmen, wenn dadurch kein anderer geschädigt wird?

Die Gesellschaft hat Pflichten gegenüber dem einzelnen und der einzelne hat eine gewisse Verantwortung gegenüber der Gesellschaft, in der er lebt. Ein verantwortungsbewußtes soziales System informiert seine Bürger über die Gefahren, die ihnen drohen, einschließlich der Gefahren, die von Rauschmitteln ausgehen können. Wenn ein Mittel sowohl heilende wie auch schädliche Wirkungen zeigen kann, sollten Hinweise bezüglich der Art des Gebrauchs formuliert werden.

Kaum ein Verhalten des einzelnen bleibt in seiner Wirkung auf ihn selbst beschänkt. Fast jede Handlung hat unausweichlich eine Auswirkung auf jene, die in seiner Nähe leben und jene, die von ihm abhängig sind. Ein rauschmittelbedingter „drop out" bedeutet, daß die betreffende Person abhängig von der Hilfeleistung durch die Gesellschaft wird. Irgend jemand muß die Rechnung zahlen.

An wen wendet man sich, wenn man von Rauschmitteln abhängig geworden ist?

Der Hausarzt, Nervenärzte oder das jeweilige zuständige Gesundheitsamt sollten zu allererst gefragt werden. Auch psychologische Beratungsstellen können zumindest erste Hinweise geben. In einigen Städten der Bundesrepublik gibt es Drogenberatungsstellen. Diese Stellen können kostenlos erste Hilfe leisten, Beratung erteilen und sonstige fachlich kompetente Hilfe vermitteln.

Was können Eltern tun, um ihrem Kind zu helfen, das Rauschmittel nimmt?

Man muß mit dem Kind sprechen und versuchen zu verstehen, warum dieses Verhalten plötzlich aufgetreten ist. Im Idealfall kann bereits auf diese Weise eine Alternative zum Rauschmittelgebrauch gefunden werden. Hierbei hilft ein verstärktes Interesse am Leben und an den täglichen Problemen des Kindes. Meistens ist zusätzlich eine Beratung durch Fachleute notwendig oder erstrebenswert.

Besteht der Jugendliche auf seinem Rauschmittelgebrauch, dann ist das Problem schwieriger. Es gibt keine generelle, sondern nur jeweils individuelle Lösungen der Probleme. Manchmal kann Psychotherapie erforderlich sein; aber diese ist gewöhnlich dann ohne Erfolg, wenn der Patient sich weigert, mitzuarbeiten. Strafen nützen nur sehr selten. Ist der Jugendliche von zu Hause fortgelaufen oder in gesetzeswidrige Handlungen verwickelt, so sollte er wissen, daß seine Familie in dem Augenblick bereit sein wird, ihm jegliche Hilfe zu gewähren, wenn er den Drogengebrauch aufgibt.

Generell ist zu sagen, daß der Berater, dessen Ausgangspunkt von Strafe und Drohung bestimmt ist, kaum Erfolg haben wird. Kommunikationsmöglichkeiten müssen eröffnet werden, und der Patient muß ein gewisses Maß an Vertrauen zu dem Berater gewinnen. Beim Anhören der Geschichte des Rauschmittelbenutzers sollte der Berater sich eines Urteils enthalten; allerdings darf dadurch nicht der Eindruck erweckt werden, daß das Verhalten gebilligt wird. Der Berater muß versuchen zu verstehen, was Rauschmittel für den Patienten bedeuten, und er muß versuchen herauszubekommen, welche Verhaltensalternativen für ein zukünftiges rauschmittelfreies Leben erfolgversprechend sein könnten.

Gruppentherapie ist häufig erfolgreich. Viele Behandlungsprogramme sind deshalb erfolgreich, weil ehemalige Rauschmittelbenutzer (ex-User) im Beraterstab mitarbeiten.

Ist es möglich, medizinische Hilfe zu erlangen, ohne sich strafrechtlichen Sanktionen auszusetzen?

Ärzte und Psychiater unterstehen der Schweigepflicht. Für Psychologen ist augenblicklich eine Schweigepflicht bzw. ein Recht zur Aussageverweigerung gesetzlich noch nicht vorgesehen. Man kann davon ausgehen, daß auch Psychologen Gespräche über Rauschmittelprobleme mit äußerster Diskretion behandeln. Nach der Rechtsprechung des Bundesverfassungsgerichts (NJW 1972, S. 2214 ff.) kann bereits heute unter besonderen Voraussetzungen im Einzelfall dem Psychologen und dem Sozialarbeiter ein unmittelbar aus dem Grundgesetz abgeleitetes Zeugnisverweigerungsrecht zugestanden werden.

Was kann getan werden, um den Mißbrauch von legal erhaltenen Mitteln zu verhindern?

Die Hausapotheke kann zur Quelle erster Drogenversuche von Kindern werden. Die Hausapotheke sollte daher nicht als Lager für Medikamente benutzt werden, die nicht mehr gebraucht werden. Ärzte und Apotheker sollten sorgfältig Neuverschreibungen von den Mitteln prüfen, die abhängig machen können. Der Patient sollte darauf hingewiesen werden, daß solche Medikamente gefahrlos nur genommen werden können, wenn den ärztlichen Anweisungen genau gefolgt wird.

Herstellung, Transport und Verteilung von größeren Mengen legal gehandelter Medikamente sollten durch verstärkte Sicherheitssysteme kontrolliert werden. Große Mengen von Aufputschmitteln und Beruhigungsmitteln gelangen durch Diebstahl und gefälschte Bestellungen in illegale Kanäle.

Was können wir machen, um das Drogenproblem zu bewältigen?

1. Die Gesellschaft sollte Erwachsene, die Alkohol oder Medikamente mißbrauchen an den gleichen Maßstäben messen wie jugendliche Rauschmittelbenutzer. Ein unterschiedlicher Maßstab macht unglaubwürdig.
2. Kinder sollten nicht beständig der Überlegung ausgesetzt werden, daß der Streß des täglichen Lebens chemische Hilfe notwendig mache.
3. Statt den Leuten Angst einzujagen, sollte in verstärktem Maße objektive Information über Rauschmittel gegeben werden.
4. Bereits in jungen Jahren sollte jedermann ein tiefer Respekt vor allen Medikamenten, insbesondere vor bewußtseinsverändernden Medikamenten vermittelt werden.
5. Die Verfolgung illegaler Herstellung und Verteilung von Rauschmitteln sollte intensiviert werden.
6. Es sollte mehr Forschung über Präventivmaßnahmen, Erziehung und Behandlungstechniken betrieben werden.

Was kann der einzelne tun,
um die Verbreitung des Rauschmittelgebrauchs zu verhindern?

1. Der einzelne kann selbst ein gutes Beispiel geben. Da er erwarten kann, daß seine Kinder ihr eigenes Rauschmittelgebaren an dem seinen orientieren, sollte er selbst vom sozial akzeptierten Alkoholgenuß absehen oder zumindest in Maßen trinken.
2. Er kann versuchen, möglichst viele Tatsachen über Rauschmittel und ihren Gebrauch zu lernen, so daß er die Probleme kennt und in einer Diskussion sachlich bestehen kann.
3. Wenn er in Erfahrung bringt, daß jemand mit Drogen handelt, sollte er die zuständigen Stellen benachrichtigen. Das entspricht den Interessen des einzelnen wie auch denen der Gesellschaft, die Händler herauszuhalten.
4. Er sollte alles ihm mögliche tun, um jemandem beizustehen, der um Hilfe für seine Rauschmittelprobleme gebeten hat.
5. Er kann helfen, junge Leute für andere Interessen und andere Aktivitäten zu gewinnen.
6. Am allerwichtigsten ist jedoch, daß man seine Elternschaft ernst nimmt und seine Kinder so behandelt, daß sie weder an mangelnder Zuneigung noch an allzu großer Nachgiebigkeit leiden. Man sollte seine Erwartungen bezüglich seiner Kinder realistisch halten. Man sollte seinen Kindern soviel Verantwortung übertragen, wie es ihren Fähigkeiten entspricht und sollte sie vor den Schwierigkeiten des Lebens nicht übermäßig abschirmen. Eltern sollten in der Lage sein, offen mit ihren Kindern zu sprechen um von ihren Kindern genau so offen angesprochen zu werden.

II. Fragen über Marihuana und Haschisch

Was ist Marihuana?

Marihuana ist indischer Hanf (cannabis sativa). Die Teile mit dem höchsten Tetrahydrocannabinol-Gehalt (THC) sind die oberen Blütenblätter der Pflanze. Die Blätter selbst enthalten weniger THC. Der Stengel und der Samen enthält wenig oder gar kein THC. Delta-9-THC ist der wesentliche psychoaktive Stoff in Marihuana.

Gibt es Marihuana verschiedener Stärken?

Ja. Es gibt Marihuana, welches überhaupt keine Wirkung hat. Anderes Marihuana hinwiederum kann bereits in kleinen Mengen starke Wirkungen hervorrufen. Der THC-Gehalt der Pflanze entscheidet über die bewußtseinsverändernde Wirkung und schwankt zwischen 0 und 2 Prozent THC. Der THC-Gehalt in Marihuana verringert sich bei längerer Lagerzeit.

Die Pflanze, die in den Vereinigten Staaten von Amerika wild wächst, hat einen sehr niedrigen THC-Gehalt im Vergleich zu kultiviertem Marihuana oder dem aus Mexiko, dem Libanon oder Indien. Klima, Erdbeschaffenheit, die Erntezeit und andere Faktoren bestimmen die Qualität von Marihuana.

Was ist Haschisch?

Haschisch (Hasch) ist das dunkelbraune Harz, welches von den großen Drüsen der oberen Blütenblätter der Cannabis sativa abgesondert wird. Es ist mindestens fünfmal stärker als reines Marihuana. Da Haschisch stärker ist, ist die Wirkungsweise auf den Benutzer natürlich intensiver. Damit wächst zugleich die Möglichkeit des Auftretens von Nebeneffekten.

Macht Marihuana süchtig?

Marihuana führt nicht zu physischer Abhängigkeit. Daher kann es nicht als Suchtdroge bezeichnet werden. Chronische User werden psychisch von der Wirkung des Marihuana abhängig. Damit kann es als Mittel klassifiziert werden, welches zur Gewöhnung führen kann. Die Tatsache, daß ein Rauschmittel nicht suchterzeugend ist, hat wenig mit der Frage zu tun, ob das Mittel möglicherweise Leid verursacht oder nicht, weil Abhängigkeit, sei sie psychisch oder physisch immer eine ernste Angelegenheit ist.

Ist Marihuana ein anregendes oder ein beruhigendes Mittel?

Weil die Selbstkontrolle beeinträchtigt wird, variieren die Wirkungsweisen von Marihuana derart, daß es sowohl stimulierende wie auch deprimierende Wirkung haben kann. THC ist ein starkes Halluzinogen mit einigen sedativen, also beruhigenden Eigenschaften. Es kommt aber auch vor, daß man unter dem Einfluß von Marihuana angeregt und überaktiv wird.

Wie wird Marihuana gebraucht?

In Nord- und Mitteleuropa wie in den Vereinigten Staaten von Amerika wird Marihuana normalerweise in selbstgedrehten Zigaretten, die man „Joint" nennt, geraucht. Es wird auch in normalen Pfeifen oder in Wasserpfeifen geraucht. Marihuana und Haschisch kann ebenso Getränken oder Lebensmitteln beigegeben werden.

Was sind die unmittelbaren physischen Wirkungen beim Rauchen einer Marihuana-Zigarette?

Die häufigsten physischen Effekte sind:
Rötung der Augen, erhöhte Herzfrequenz und Husten, der durch den Rauch in den Lungen verursacht wird. Von einigen Usern wird über Hunger oder Schlaflosigkeit berichtet.

Wie lange dauert die Wirkung von Marihuana?

Das hängt von der Dosis und von der Person ab. Einige wenige *Inhalationen* von starkem Marihuana können zu einer schnellen Wirkung führen, die mehrere Stunden anhält. Schwaches Marihuana bringt wenig und wirkt vielleicht eine Stunde. Wird eine größere Menge von Marihuana *geschluckt*, beginnt die Wirkung später, dauert aber länger als wenn dieselbe Menge inhaliert worden wäre.

Wie wirkt Marihuana im Gehirn?

Das ist noch unbekannt. Es laufen Untersuchungen hierüber.

Gibt es bei Marihuana eine Toleranzwirkung?

Nein. Man spricht manchmal sogar von einer „entgegengesetzten Toleranz". Damit soll gesagt werden, daß jemand zur Erreichung desselben Zustandes, desselben „high", bei häufigem Gebrauch weniger Marihuana benötigt als zuvor. Das hängt damit zusammen, daß man lernen muß, wie man Marihuana raucht und auch lernen muß, auf bestimmte Wirkungen zu achten. Auch besteht die Möglichkeit, daß wegen des überaus langsamen Abbaus von THC im Körper eine Art „Speichereffekt" entsteht.

Treten bei starkem Gebrauch physische Entzugserscheinungen auf?

Nein. Plötzlicher Entzug kann bei einigen wenigen Personen, die täglich große Haschischmengen rauchen, Unruhe und Ängstlichkeit hervorrufen; aber echte Entzugserscheinungen, wie sie beispielsweise bei Heroinsüchtigen auftreten, entstehen nicht.

Was sind die physischen Langzeitwirkungen bei starkem Marihuanagebrauch?

Beweiskräftige wissenschaftliche Untersuchungen zu diesem Punkt fehlen. Augenblicklich wird sehr viel Forschungsintensität darauf verwandt, diese sehr wichtige Frage zu klären.

Was sind die psychologischen Wirkungen bei Marihuana?

Die psychologische Wirkung von Marihuana ist unterschiedlich. Es treten akustische Verzerrungen, visionäre Bilder und intensives Zeitgefühl auf. Die Gedanken werden traumhaft. Der Glaube, daß man besser und schärfer denkt, ist nicht selten. Es kann, muß aber nicht, zu Verhaltensstörungen kommen. Illusionen (Fehlinterpretationen von Wahrnehmungen) werden häufig berichtet, aber Halluzinationen (Erleben von nicht bestehenden Wahrnehmungen) sind selten.

Der Marihuana-User kann zu unbegründeten Verdächtigungen neigen, die von Angstzuständen begleitet sind. Häufiger ist das Gefühl einer passiven Euphorie oder eines „high"-Seins. Der einzelne tendiert dazu, sich in sich selbst zurückzuziehen. Gelegentlich kann unkontrolliertes Lachen oder Weinen beobachtet werden.

Welche Art emotionaler und psychologischer Probleme kann der Marihuana-User haben?

Es können Angstzustände und Panikstimmungen auftreten. Aufgrund verminderter Urteilsfähigkeit und Störungen des Zeit-Raumgefühls sind Unfälle passiert. Der User — besonders wenn er noch ohne größere Erfahrung ist — kann von einem außerordentlichen Mißtrauen gegenüber anderen besessen sein und infolgedessen Handlungen vornehmen, die zu Verletzungen führen. Es gibt wissenschaftliche Berichte über eine toxische Psychose, die mit geistiger Verwirrung, Verlust des Realitätskontaktes und Gedächtnisstörungen einherging.

Die Wirkungen von Dauergebrauch sind wissenschaftlich nicht bekannt. In den Ländern, in denen Cannabis-Gebrauch traditionell üblich ist, wird die Ansicht vertreten, daß exzessiver Genuß zu Motivationsverlusten, Apathie, Gedächtnisschwierigkeiten und dem Verlust gedanklicher Schärfe führt. In der medizinischen Literatur des Nahen und Mittleren Ostens finden sich häufig Berichte über psychotische Zusammenbrüche, die auf ausgedehnten Marihuanagebrauch zurückgeführt werden; aber diese Fragen bedürfen der weiteren wissenschaftlichen Erforschung.

Beeinflußt starker Marihuanagebrauch die Persönlichkeitsentwicklung junger Leute?

Das kann vorkommen. Ist der Marihuanagebrauch erst einmal zur Weltanschauung erhoben, vermeidet der Jugendliche die normalen Streßsituationen des Lebens und all diejenigen Probleme, die untrennbar mit dem Heranwachsen verbunden sind. Auf diese Weise kann er nicht zu einer ganzen physischen und geistigen Größe heranreifen. Hinzuzufügen ist, daß die sich entwickelnde Persönlichkeit gewöhnlich sehr empfänglich für die Wirkungen bewußtseinsverändernder Substanzen ist.

Erst kürzlich hat man in den Vereinigten Staaten von Amerika schweren chronischen Marihuanagebrauch in Verbindung gebracht mit einer Art sozialen Fehlanpassung, welche man das Unmotiviertheitssyndrom (amotivational syndrome) genannt hat. Dieses Syndrom wird beschrieben mit einem Verlust der Arbeitswilligkeit, des Ehrgeizes und der Energie, hervorgerufen durch eine ausschließliche Zentrierung des individuellen Interesses auf Marihuana- und Rauschmittelgebrauch.

Führt Marihuana zu gesteigerter sexueller Aktivität?

Marihuana hat keine bekannten aphrodisiakischen Wirkungen. Zu verschiedenen Zeiten in der Vergangenheit hat man dem Marihuanagebrauch sowohl Promiskuität wie auch Impotenz zugeschrieben, ohne die eine oder andere Behauptung wissenschaftlich bewiesen zu haben. Es haben jedoch einige Studien gezeigt, daß der Marihuanagebrauch häufig Hemmungen abbaut und auf diese Weise zur Steigerung sexueller Aktivitäten führen kann.

In welchem Ausmaß wird Marihuana in der Bundesrepublik Deutschland benutzt?

Hier ist man weitgehend auf Schätzungen angewiesen. Untersuchungen an Oberschülern in Schleswig-Holstein sind zu dem Ergebnis gekommen, daß bis zu 30 % der untersuchten Schüler schon einmal Haschisch bzw. Marihuana genommen haben. Für die Gesamtzahl derjenigen Personen in der Bundesrepublik, die bereits einmal Haschisch oder Marihuana genommen haben, gibt es keine exakten Anhaltspunkte.

Warum experimentieren heute so viele Heranwachsende mit Marihuana?

Teilweise deshalb, weil Marihuana „in" ist. Gruppenzwänge haben schon so manchen dazu gebracht, „pot" einmal zu versuchen. Einige tun es, um die Gesellschaft herauszufordern. Andere sind einfach neugierig. Viele benutzen Marihuana in ähnlicher Weise wie Erwachsene den Alkohol. Während die meisten Heranwachsenden den Marihuanagebrauch nicht beibehalten, werden schätzungsweise 5 bis 10 % von ihnen schwere und tägliche User. Insgesamt scheint die Bereitschaft, Drogen zu „probieren", in den Jahren 1971/72 in der BRD zurückgegangen zu sein.

Wie kommen Teenager zu Marihuana?

Normalerweise werden sie von Freunden oder Bekannten in den Marihuanagebrauch eingeführt. Es gibt kaum Beweise für den Glauben, daß Händler es nötig haben, junge Leute zum Erstgenuß von Rauschmitteln zu überreden. Die „Freunde" tun es bereits selbst.

Starke Marihuana-User können durch Gruppenzwang oder aber auch durch eigenen Entschluß zu gefährlicheren Rauschmitteln übergehen. Gelegentlich versucht auch ein Händler einmal den Käufer zum Kauf einer gefährlicheren Droge zu überreden.

Wie kommt Marihuana auf den Schwarzen Markt?

Das in Europa benutzte Haschisch und Marihuana wird im Nahen Osten, in Afghanistan und in den Ländern Nordafrikas angebaut. Ein großer Teil des illegalen Haschischhandels geht über Marseille. Aber auch auf anderen Wegen werden ganze Lastwagenladungen von Haschisch und Marihuana eingeschmuggelt.

Besteht eine Verbindung zwischen Marihuanagebrauch und kriminellem Verhalten?

Personen, die unter dem Einfluß von Marihuana stehen, neigen dazu, sich passiv zu verhalten; freilich wird auch von Delikten berichtet, die unter Marihuanaeinfluß begangen worden sind. Jedes Mittel, welches die Selbstkontrolle lockert, kann zu kriminellem Verhalten beitragen. Grundsätzlich ist dabei jedoch sicherlich die Persönlichkeit des Users wichtiger als die Droge.

Kann man, wie bei einem kleinen Schluck Alkohol, ein wenig Marihuana rauchen und nicht davon berauscht werden?

Einige Leute, die den „Stoff" sehr gut kennen, sind in der Lage, seine Wirkung dergestalt zu kontrollieren, daß lediglich ein Gefühl der Entspannung eintritt. Jedoch ist die normale Intention eines User die, „stoned" (voll) zu werden. Regelmäßig bringt der Marihuanagebrauch entweder überhaupt keine Wirkung oder aber einen Rausch.

Ist Marihuana weniger gefährlich als Alkohol?

Beide Mittel können zu gefährlichen Vergiftungen führen.

Wir wissen, daß für Millionen von Menschen auf dieser Welt Alkohol eine gefährliche physische, psychische und soziale Droge ist. Man weiß noch nicht genug, um die ungünstigen Auswirkungen von Marihuana mit denen des Alkohols zu vergleichen. Jedoch findet man auch in den Ländern wo der Alkoholgenuß durch religiöses Tabu verboten ist, durch Marihuana vernichtete Existenzen.

Da Alkohol legal ist, warum ist es nicht Marihuana auch?

Erst seit etwa 5 Jahren wird Marihuana intensiv wissenschaftlich erforscht. Man sollte zunächst die Ergebnisse dieser Untersuchungen abwarten bevor man Marihuana so liberal wie Alkohol behandelt.

Augenblicklich ist es wohl eher angebracht, sich mit den Hundertausenden von Alkoholikern zu beschäftigen, als dieses akute Problem durch das Hinzufügen eines anderen bewußtseinsverändernden Stoffes von unbekannter Langzeitwirkung noch zu vergrößern. Ob ein neues Rauschmittel in unsere Kultur eingebracht werden sollte, ist hier die Frage.

Findet Marihuana in der Medizin Verwendung?

Marihuana hat keine nachgewiesene medizinische Bedeutung. Einige Forscher versuchen herauszufinden, ob THC appetitsteigernde, entkrampfende oder anti-depressive Wirkung hat.

Wo liegen derzeit die Schwerpunkte der Forschung über Marihuana?

In der gegenwärtigen Forschung laufen Untersuchungen, um

1. die Konsequenzen eines Langzeitgebrauchs von Marihuana zu erhellen,
2. die Wirkungsweise von Marihuana beim Autofahren und anderen differenzierten Tätigkeiten zu bestimmen,
3. im Detail die pharmakologischen Eigenschaften von Marihuana, seine Giftigkeit und seine Wirkung auf den Körper und auf das Verhalten von Tieren und Menschen zu bestimmen.

Gibt es Stoffe in Marihuana, die zum Gebrauch anderer Drogen führen?

In Marihuana selbst gibt es keinen Stoff, der bewirkt, daß auch andere Drogen genommen werden. Die meisten Marihuanaraucher gehen nicht auf härtere Mittel über. Einige tun es allerdings. Aus Berichten des amerikanischen National Institute of Mental Health wie aus europäischen Studien ist zu entnehmen, daß ein „pot-head“ dazu neigt, mit anderen Drogen zu experimentieren. Eine große Anzahl von „pot-heads“ geht später auf den Gebrauch von starken Halluzinogenen, Amphetaminen und manchmal auch Barbituraten über. Einige versuchen Opium und Heroin.

Nach einem amerikanischen Bericht wurde 1 % der „pot-heads“ opium- oder heroinabhängig. In einem Bericht über Heroinabhängige hatten 85 % vorher Marihuana genommen. Ein noch größer Prozentsatz aber hatte Alkohol vor Heroin genommen. Es scheint so zu sein, daß bei ständigem Gebrauch einer beliebigen Droge offenbar das emotionale Bedürfnis entsteht, auch nach anderen Drogen Ausschau zu halten und sie wiederholt zu benutzen.

III. Fragen über Halluzinogene

Was sind Halluzinogene?

Halluzinogene (auch Psychedelika und Psychotomimetika genannt) sind Mittel, die in der Lage sind, Änderungen der Wahrnehmung, des Denkens, des Selbstbewußtseins und der emotionalen Haltung zu bewirken. Es hängt von der Dosis ab, ob die Änderungen des Raum-Zeitempfindens, die Illusionen und die Halluzinationen gering bleiben oder überwältigend werden. Die Ergebnisse sind sehr unterschiedlich; ein und dieselbe Person kann durch das gleiche Mittel einmal eine „gute Reise“ oder aber eine „schlechte Reise“ (horror trip) haben.

LSD ist das potenteste und am meisten untersuchte Halluzinogen. Neben LSD sind noch eine große Anzahl von synthetischen und natürlichen Halluzinogenen bekannt. Unter anderem werden Meskalin von dem Peyotl-Kaktus, Psylocibin vom mexikanischen Pilz, der Samen der ‚morning glory', DMT, STP, MDA und Dutzende von anderen Mitteln benutzt.

Ist es wahr, daß jede Droge Halluzinationen hervorruft, wenn sie nur in genügender Menge genommen wird?

Viele Drogen verursachen ein Delirium, welches durch Halluzinationen und Illusionen begleitet ist, wenn sie von Personen genommen werden, die diesbezüglich übersensitiv sind. Übergroße Mengen von gewissen Drogen, die nicht als bewußtseinsverändernd gelten, können gleichfalls Halluzinationen hervorrufen. Jedoch sind die bewußtseinsändernden Mittel sehr viel geeigneter, Halluzinationen hervorzurufen, weil sie unmittelbar auf das Gehirn einwirken.

Was ist LSD?

LSD (Lysergsäurediäthylamid) stammt aus Alkaloiden des Mutterkorns und ist heute voll synthetisch herstellbar. Im Jahre 1938 wurde LSD zufällig durch den Schweizer Chemiker Albert Hoffmann entdeckt, als dieser versuchte, ein Kreislaufmittel herzustellen. Erst im Jahre 1943 wurde ebenso zufällig die bewußtseinsverändernde Eigenschaft von dem bereits im Jahre 1938 hergestellten LSD durch Hoffmann erkannt.

Was sind die unmittelbaren physischen Folgen des LSD-Gebrauchs?

Beim LSD-Gebrauch weiten sich die Pupillen, das Gesicht errötet, möglicherweise steigt die Körpertemperatur und die Herzfrequenz; der Blutdruck nimmt etwas zu, und das Gefühl zu frösteln, stellt sich ein, Krämpfe treten nur selten auf. Diese Erscheinungen verschwinden in dem Maße, wie die Wirkung des Mittels abnimmt.

Wie ist das Befinden nach der Einnahme von LSD?

Der LSD-Zustand differiert stark je nach der Dosierung, der Persönlichkeit des Benutzers und den Bedingungen, unter welchen das Rauschmittel eingenommen wurde. Auf einen einfachen Nenner gebracht, kann man sagen, daß LSD Veränderungen in den Empfindungen verursacht. Die Sehkraft ist am stärksten davon beeinträchtigt. Am häufigsten werden Veränderungen in der Wahrnehmungstiefe und der Bedeutung des wahrgenommenen Gegenstandes beschrieben. Es können Illusionen und Halluzinationen auftreten. Das Denken kann bildhaft werden und traumhafte Zustände sind an der Tagesordnung. Es kann zu Wahnvorstellungen kommen. Das Zeit- und Selbstgefühl werden auf eine eigentümliche Art und Weise verändert. Die Spanne der Gefühle reicht oft während einer einzigen Erfahrung von Glückseligkeit bis zum Entsetzen. Empfindungen können sich überkreuzen, d. h. Musik kann gesehen und Farbe gehört werden. Der einzelne wird beeinflußbar und verliert vor allem bei starker Dosierung seine Fähigkeit, zu unterscheiden und seine Erfahrung auszuwerten.

Was ist eine „gute Reise", was eine „schlechte Reise"?

Im Jargon der LSD-Benutzer besteht eine „gute Reise" aus angenehm Bildern und Gefühlen. Bei der „schlechten Reise" (horror trip) sind die wahrgenommenen Bilder demgegenüber erschreckend und der Gefühlszustand wird von Grauen und Entsetzen bestimmt.

Was sind die bekannten schädlichen Wirkungen von LSD?

Der Verlust der Selbstkontrolle während des LSD-Zustandes kann panische Reaktionen oder Gefühle der Erhabenheit auslösen. Manche Handlung aus diesen Stimmungen heraus hat schon zu Verletzungen oder zum Tode geführt. Als Langzeitwirkung können sich Angstgefühle und depressive Zustände sowie psychotische Brüche mit der Realität einstellen die von wenigen Tagen bis zu Jahren dauern können.

Was ist ein „Flashback"?

Als „Flashback" bezeichnet man die Wiederkehr einiger Erscheinungen des LSD-Zustandes Tage oder Monate nach der letzten Einnahme. Sie kann durch physische oder psychologische Belastung, aber auch durch die Einnahmen von Medikamenten wie Antihistamine oder durch den Gebrauch von Marihuana hervorgerufen werden. Diejenigen, die LSD nur gelegentlich eingenommen haben, berichten selten über solche „Flashbacks"; bei stärkerem Gebrauch scheinen sie sich häufiger zu ereignen. Ein „Flashback", der nicht auf einen erkennbaren Anlaß zurückgeführt werden kann, wird oft Angstgefühle und die Befürchtung hervorrufen, man werde irre. Daraus können sich Depressionserscheinungen entwickeln, die, wie schon vorgekommen, bis zum Selbstmord führen können.

Kann LSD die Chromosomen schädigen?

Eine Anzahl angesehener Wissenschaftler berichtet über Chromosomenschäden bei Tier und Mensch, die durch die Einwirkung von LSD unter Laborbedingungen entstanden sein sollen. Eine ähnlich große Zahl gleichermaßen qualifizierter Wissenschaftler sah sich außer Stande, diese Ergebnisse zu bestätigen. Die Frage, ob LSD selbst Erbschäden hervorrufen kann, bleibt daher offen. Sie soll durch weitere Forschungsarbeiten geklärt werden.

Gibt es Anzeichen dafür,
daß starker LSD-Gebrauch psychischen Zerfall hervorrufen kann?

Bei Experimenten, die dazu bestimmt waren, diese Frage zu beantworten, konnten einige Veränderungen der geistigen Funktionen bei starken LSD-Gebrauchern beobachtet werden; sie waren indessen nicht in allen Fällen vorhanden. Bei starken LSD-Gebrauchern können sich manchmal Störungen des Gedächtnisses und der Konzentrationskraft, geistige Verwirrung und

Schwierigkeiten beim abstrakten Denken einstellen. Diese Anzeichen organischer Gehirnschäden sind gelegentlich kaum merkbar, können aber auch deutlich hervortreten. Es ist nicht bekannt, ob diese Veränderungen andauern, oder ob dieser Vorgang reversibel ist, wenn der LSD-Gebrauch abgebrochen wird.

Ist man während oder nach der Einnahme von LSD schöpferischer?

Manch einer, der LSD genommen hat, fühlt sich danach schöpferisch. Ob das auch den Tatsachen entspricht, ist schwierig zu beurteilen. Untersuchungen, in denen die schöpferischen Fähigkeiten des einzelnen vor und nach der LSD-Erfahrung verglichen wurden, zeigten, daß keine signifikanten Veränderungen stattgefunden hatten. Kreativität mag in einigen Fällen gefördert worden sein, in anderen Fällen ist sie aber eher negativ beeinflußt worden, weil LSD die Motivation zu arbeiten und schöpferische Gedanken auszuführen, herabsetzen kann.

Ist der LSD-Zustand ein mystischer?

Der transzendentale oder mystische Zustand ist durch Gefühle des Staunens oder der Ekstase, durch das Fehlen rationaler Gedankenführung und durch das Empfinden gekennzeichnet, zum Kern der Dinge vorgestoßen zu sein. Der LSD-Zustand ahmt viele dieser Phänomene nach, weshalb LSD auch als „religiöse Droge“ bezeichnet wird.

Führt der Gebrauch von LSD zur wahren Selbsterkenntnis?

Bei manchen herrscht die Vorstellung, durch die Einnahme von LSD zu besseren Einsichten über die eigene Persönlichkeit und das eigene Verhalten zu kommen. Eine Analyse dieser „Einsichten“ und des nachfolgenden Verhaltens läßt es jedoch als zweifelhaft erscheinen, ob man wirklich mit irgendeiner Regelmäßigkeit zu echten Einsichten kommt

Warum wird ein Rauschmittel wie LSD überhaupt gebraucht?

Für den Versuch mit LSD werden viele Gründe angegeben, die von bloßer Neugier bis zu dem Wunsch zur Selbsterkenntnis reichen. Die überwältigende Mehrzahl nimmt das Rauschmittel wegen des „high-Seins“ also, um sich besser zu fühlen. Die Ursache mag darin zu suchen sein, daß diese User sich entweder nicht in der Lage sehen, mit den Frustrationen des Lebens fertig zu werden oder sich entfremdet fühlen. Wäre der LSD-Zustand nicht von einem solchen „high-Gefühl“ begleitet, hätte LSD nie diese Verbreitung finden können. Drogengebrauch aus gesellschaftskritischer Einstellung („Protestkonsum“), der die sogenannte „Drogenwelle“ ursprünglich kennzeichnete, ist heute kaum noch anzutreffen.

Wie hoch liegt der Prozentsatz der Studenten, die LSD versucht haben?

Nach den meisten Untersuchungen liegt die Zahl der Studenten in den USA, die LSD zumindest einmal probiert haben, bei 4 %. Von den 21,7 %

Oberschülern mit Drogenerfahrung in Schleswig-Holstein bevorzugten 10,4 % LSD. Diese Zahl ist während der vergangenen drei Jahre relativ konstant geblieben. In der letzten Zeit wird allerdings von einem starken Gebrauch dieses Rauschmittels unter Schülern berichtet.

Steigt der Gebrauch von LSD an?

Der Gebrauch von LSD in der Bevölkerung hält sich in etwa konstant; man kann sogar eher von einer rückläufigen Tendenz sprechen. Obwohl sich viele junge Leute dem LSD zuwenden, hören auf der anderen Seite viele ältere Benutzer damit auf. Diese Verschiebung rührt wahrscheinlich von dem wachsenden Wissen über die Nebenwirkungen, die „Flashbacks", die Möglichkeiten chromosomaler Veränderungen, oder vielleicht einfach daher, daß die Benutzer endlich die trügerische Natur der LSD-Erfahrung erkannt haben.

Was haben wir von LSD gelernt?

LSD ist das stärkste der von Menschen gebrauchten Halluzinogene. Schon eine winzige Menge, die das Gehirn erreicht, wirkt in auffallender Weise auf dessen Tätigkeit ein. Die LSD-Forschung hat uns viel Grundlageninformation über die Eigenart des Übermittlungsvorganges in Gehirnzellen und auch darüber beschert, wie Veränderungen an den chemischen Wirkstoffen dieser Übermittlung zu Auflösungserscheinungen in der Funktionsfähigkeit des Gehirns führen kann. Experimente, in denen nach einer Verwendung für LSD gesucht wurde, blieben ohne eindeutige Ergebnisse. Versucht wurde seine Anwendung vor allem bei starkem Alkoholismus, bei bestimmten Persönlichkeitsstörungen, in Fällen kindlichen Autismus und als Hilfe in der Psychotherapie. Bis heute ist eine medizinisch nützliche Verwendung außerordentlich bestritten; mittlerweile scheint die Mehrzahl der Wissenschaftler eine solche Verwendung abzulehnen.

Ist der Gebrauch von LSD Gegenstand vieler wissenschaftlicher Untersuchungen?

In den Vereinigten Staaten ist von seiten des National Institute of Mental Health in den vergangenen drei Jahren LSD an mehr als 300 Personen zu Forschungszwecken ausgegeben worden.

Wo kommt illegales LSD her?

Illegales LSD wird nach wie vor in inländischen und ausländischen geheimen Laboratorien entwickelt. Seine Vorstufen, Lysergsäure und Lysergsäureamid können von einem ausgebildeten Chemiker, der über ein einigermaßen gut eingerichtetes Labor verfügt, ohne weiteres in Lysergsäurediäthylamid umgewandelt werden. Die Qualität des aus illegalen Quellen stammenden LSD ist unterschiedlich. In einigen Fällen ist es einigermaßen sauber. In anderen aber unrein und mit zu vielen Streckmitteln versetzt. Die Menge, die in jeder Kapsel oder Tablette enthalten ist, differiert gewöhnlich stark von der Menge, die nach den Angaben des „Pushers“ darin enthalten sein soll. Insbesondere angesichts der Tatsache, daß für einen normalen „trip“ eine Dosis von einem dreißigtausendstel Gramm LSD angemessen und üblich ist, hat der Benutzer keine Möglichkeit, Qualität oder Quantität seines LSD zu überprüfen.

IV. Fragen über Aufputschmittel

Was sind Aufputschmittel?

Aufputschmittel, gewöhnlich Amphetamine, sind Rauschmittel, die eine verstärkte Munterkeit hervorrufen, das Hungergefühl verringern und ein Gefühl allgemeinen Wohlbefindens schaffen. In der Medizin werden sie als Appetitzügler oder zur Belebung bei Ermüdungserscheinungen oder gegen schwache Depressionen verwandt. Wir kennen viele Aufputschmittel, darunter Kokain, Amphetamin, Dextroamphetamin und Metaamphetamin. Diese Rauschmtitel werden gewöhnlich als „speed“ bezeichnet. Sie sind auch unter dem Namen „pep pills“ bekannt.

Wie wirken Amphetamine?

Nach neueren Forschungsergebnissen wird durch die Amphetamine in verstärktem Maße Noradrenalin an den Verbindungsstellen der Nervenzellen zur Verfügung gestellt. Dies gilt besonders für die Gegenden des Gehirns, die mit Wachsamkeit, Herztätigkeit und Stimmung im Zusammenhang stehen. Eine außergewöhnliche Stimulation dieser Gehirnzellen kann in extremen Grenzsituationen durchaus normal sein; wenn dieser Zustand aber durch Amphetamine auf Dauer aufrechterhalten wird, können sich unerwünschte Nebenwirkungen einstellen.

Wie werden Aufputschmittel genommen?

Gewöhnlich werden Aufputschmittel oral in Form von Kapseln oder Tabletten genommen. Kristallines Metaamphetamin und Kokain können auch inhaliert oder durch die Nase geschnupft werden. Sie können auch in die Venen gespritzt werden und wirken dann schneller und intensiver.

In welchem Ausmaß werden Amphetamine gebraucht?

Amphetamine sind in allen westlichen Ländern zugänglich. In den Vereinigten Staaten betreffen ein Viertel der medizinischen Verschreibungen von bewußtseinsverändernden Rauschmitteln Aufputschmittel, und zwar in der Hauptsache Amphetamine. Es wird geschätzt, daß etwa die Hälfte des legal produzierten Vorrates an Amphetaminen in illegale Kanäle fließt und zu nicht medizinisch verordneten Zwecken gebraucht wird. Amphetamine werden außerdem „schwarz“ hergestellt. Obwohl die genaue Zahl der Benutzer von Aufputschmitteln unbekannt ist, ist ein drastischer Anstieg der verbrauchten Mengen zu beobachten. Amphetamine werden in großem

Umfang und ohne ärztliche Überwachung auch dazu benutzt, um abzunehmen oder über längere Zeit wachzubleiben.

Welches sind die verschiedenen Arten des Mißbrauchs bei Aufputschmitteln?

Da gibt es zunächst die gelegentlichen Benutzer, die das Rauschmittel einnehmen, um sich über die physiologischen Grenzen hinaus anstrengen zu können. Sie wollen beim Autofahren wachbleiben, sich im sportlichen Wettkampf hervortun oder für ein Examen büffeln. Diese Art des Mißbrauchs führt selten zu Schwierigkeiten. Einzelne Todesfälle während sportlicher Wettkämpfe konnten jedoch auf Amphetamingebrauch zurückgeführt werden. Bei der zweiten Art des Mißbrauchs werden für einen längeren Zeitabschnitt täglich 75 bis 100 Milligramm (die Durchschnittsdosierung beträgt 15 bis 30 Milligramm) genommen. Diese Personen sind rauschmittelabhängig. Eine ziemlich neue Art des Mißbrauchs besteht darin, sich täglich einmal oder auch sehr viel häufiger eine starke Dosierung intravenös zu spritzen. Das führt praktisch zu den gleichen Wirkungen wie Kokain. Diese Benutzer werden als „speed freaks" bezeichnet.

Welche Wirkungen haben Amphetamine?

In normaler Dosierung genommen, führen Amphetamine zu einem vorübergehenden Gefühl von gesteigerter Wachsamkeit und Wohlbefinden. Hungergefühle schwinden und Leistungen können bei einer ermüdeten Person kurzfristig gesteigert werden. Wenn Amphetamine in größeren Mengen gespritzt werden, stellt sich ein ekstatisches „high" ein, das im Verlaufe einiger Stunden wieder abnimmt. Dann muß man sich erneut spritzen, um die aufputschende Wirkung wieder herbeizuführen. Dieser Kreislauf kann tagelang andauern, bis der Betreffende physisch erschöpft ist. Gewöhnlich treten dann Zittern, Jucken, Muskelschmerzen und Spannungszustände auf. Es hat Fälle von anschließendem Kollaps und sogar Tod gegeben. Bei Entzug fühlt sich ein „speed freak" entsetzlich niedergedrückt und lethargisch. Durch die erneute Injektion von Amphetaminen werden diese Symptome beseitigt. Da sich bezüglich hoher Dosierungen eine Toleranz entwickelt und Entzugserscheinungen auftreten, führen größere Mengen von Amphetaminen zur physischen Abhängigkeit. Beim Gebrauch geringerer Mengen kann sich eine physische Gewöhnung entwickeln.

Welcher Art sind die physischen Komplikationen beim Amphetaminmißbrauch?

Über jene Erkrankungen hinaus, die mit der Verwendung nichtsteriler Spritzen im Zusammenhang stehen, kann der übermäßige Gebrauch von Amphetaminen noch zu anderen medizinischen Problemen führen. Beim Gebrauch sehr großer Mengen können Leberschädigungen auftreten. An Tieren sind beim Gebrauch solcher Mengen auch Gehirnschäden nachgewiesen worden. Es kann auch zu Störungen der Herztätigkeit kommen. Außerdem ist bekannt, daß der Blutdruck merklich ansteigen kann. Als nachteilige physische Komplikationen können z. B. Nierenversagen, Gelbsucht, drastischer Gewichtsverlust, Unterernährungen und Vitaminmangelerscheinungen auftreten.

Welches sind die psychiatrischen Komplikationen des Amphetaminmißbrauchs?

Unter dem Einfluß großer Mengen von Aphetaminen kann der einzelne hektisch, reizbar, geschwätzig, mißtrauisch und gelegentlich gewalttätig werden. Er handelt impulsiv. Das kann zur Streitsucht oder gar Mordlust führen. Es kommt zu einem Zerfall sozialer, familiärer und moralischer Wertvorstellungen. Wie auch der Heroinabhängige wird der „speed freak" alles tun, um Nachschub zu erlangen. Der paranoid psychotische Zustand kann lange über die eigentliche Dauer der Rauschmitteleinnahme hinaus anhalten und erinnert an paranoide Schizophrenie.

Wie kann man das „speed"-Problem lösen?

Zunächst gilt es, die illegalen Vorräte, die in großem Ausmaß vorhanden sind, zu beseitigen und die Kontrollen über die legale Herstellung zu verbessern. Darüber hinaus muß man in weitest möglichem Umfang über Konsequenzen und Komplikationen informieren. Der Benutzer bedarf der Behandlung von erfahrener Seite. Es ist anzunehmen, daß nur noch sehr stark gestörte Personen in die „speed"-Szene verstrickt werden, wenn die bekannten Wirkungen der Einnahme solcher Rauschmittel genügend verbreitet werden.

Treten bei der Behandlung von „speed freaks" besondere Schwierigkeiten auf?

Es ist eine schwierige Aufgabe, den „speed freak" zu rehabilitieren. Obwohl er durchaus den Wunsch hegen mag, das Rauschmittel abzusetzen, ist sein „high" so intensiv, daß es ihn immer zu der ausgeprägt starken Euphorie zieht, die ihm die Chemikalie verschafft. Auch wer daher „speed" überwunden zu haben scheint, fällt oft in die Gewohnheit zurück.

Therapie bedarf der engen Unterstützung seitens der Freunde des Benutzers und seiner Familie sowie medizinischer und psychologischer Hilfen. In einzelnen Fällen wird die Hospitalisierung in einer geschlossenen Anstalt erforderlich sein. Zu den wirkungsvolleren Therapieformen zählt die Gruppentherapie, bei der „speed freaks" und „ex-User" interagieren. Wer von „speed" herkommt, gilt als vertrauenswürdig und sein Ratschlag wird für gewöhnlich leichter von denjenigen angenommen, die sich von dem zerstörerischen Gebrauch des Rauschmittels befreien wollen.

Wie hat sich die medizinische Verwendung von Amphetaminen in Schweden bewährt?

Schweden hat ein ernstzunehmendes Problem mit einem dem Amphetamin ähnlichen Stoff, dem Phenmetrazine. Es war als „sichere" Abmagerungspille auf den Markt gekommen, aber während der letzten 10 Jahre hatte der illegale Gebrauch stark zugenommen. Schätzungen gehen dahin, daß etwa 10 000 Personen (Schweden hat acht Millionen Einwohner) größere Mengen dieses Rauschmittels gebrauchen, und zwar zumeist durch intravenöse Spritzen. Heute kann eine legale Behandlung mit Amphetaminen nur noch in wenigen Fällen, die von einer speziell dafür eingesetzten Kommission genehmigt sind, erfolgen. Obwohl damit die legitimen Bezugsquellen weitgehend abgeschnitten sind, ist das Problem geblieben. In illegalen Laboratorien wird immer noch Material hergestellt und vieles wird auch aus den Ländern eingeführt, in denen Amphetamine ohne weiteres erworben werden können.

Was ist Kokain?

Kokain ist eine Substanz, die aus den Blättern des Kokainstrauches hergestellt wird, einer Pflanze, die im Hochland von Bolivien, Peru und Chile wächst. In den Anden wird sie seit Jahrhunderten von Indianern verwandt, die auf ihre gegen Ermüdungen und Hunger gerichteten Wirkungen vertrauen, um sich so durch ein Leben von Plackerei und Armut hindurchzuschleppen. In der westlichen Welt wurde Kokain früher in der Medizin als Lokalanästhetikum gebraucht. Inzwischen sind allerdings wirksame Synthetika entwickelt worden, die nicht die ungünstigen Nebenwirkungen des Kokain aufweisen. Auch in Europa und Amerika zählte Kokain um die Jahrhundertwende schon zu den häufig mißbrauchten Rauschmitteln. Heute erlebt Kokain („snow") eine gewisse Renaissance in der Drogenszene.

Wie sind die Wirkungen von Kokain?

Bei starker Dosierung führt Kokain zu heftigen, aufputschenden, halluzinatorischen und ekstatischen Wirkungen. Überdosierungen sind nicht selten und können den Tod durch Lähmung der Herzmuskel oder Atmungsorgane verursachen, Kokain wird häufig mit Heroin vermischt („speedball"), um dadurch das „high" reibungsloser zu gestalten. Die Wirkung ist viel kürzer als bei „speed" selbst, aber ansonsten ähnlich. Der Körper entwickelt keine Toleranz; es kann sich allerdings eine merkliche psychische Abhängigkeit einstellen. Wie auch bei den Amphetaminen treten heftige Depressionen auf, wenn die Wirkungen der Droge schwinden, was den Benutzer zur Fortsetzung des Gebrauches drängt. Bei chronischem Gebrauch können Übelkeit, Magenverstimmungen, Gewichtsverlust, Schlaflosigkeit, Hautabszesse und gelegentlich auch Krämpfe auftreten. Bei langanhaltendem Schnupfen von Kokain wird die Nasenscheidewand perforiert. Es können sich paranoide Wahnvorstellungen mit Halluzinationen sowohl bezüglich des Hörens wie auch des Sehens entwickeln. Die geistige Verwirrung kann of heftige antisoziale Handlungen auslösen.

V. Fragen über Beruhigungsmittel

Was sind Beruhigungsmittel?

Beruhigungsmittel schläfern ein. Wenn sie in geringer Dosierung eingenommen werden, verringern sie die täglichen Spannungen und Sorgen. Die Barbiturate stellen die größte Gruppe unter den Beruhigungsmitteln dar. Wenn sie ohne genaue Überwachung eingenommen werden, ist zu gewärtigen, daß die Mengen gesteigert werden und man abhängig wird.

Führen Beruhigungsmittel zur physischen Abhängigkeit?

Ja. Es entwickelt sich eine Toleranz gegenüber den Wirkungen der Barbiturate, und Entzugserscheinungen treten auf, wenn das Rauschmittel nicht mehr genommen wird. Bei der Einnahme großer Mengen tritt nach wenigen Wochen ein starkes Bedürfnis auf, das Rauschmittel weiter zu nehmen. Es wird über Fälle berichtet, in denen täglich 50 oder mehr Schlaftabletten eingenommen werden „müssen".

Sind Barbiturate die einzige Gruppe der Beruhigungsmittel, bei denen Suchtgefahr besteht?

Nein. Zu den anderen süchtigmachenden Beruhigungsmitteln zählen Glutethimid, Chloralhydrat und viele andere. Was hier über die Barbiturate gesagt wird, gilt auch für die anderen Beruhigungsmittel.

Wer neigt zum Mißbrauch von Barbituraten?

Wer Schwierigkeiten hat, mit seinen Angstgefühlen fertig zu werden, oder wer an Schlaflosigkeit leidet, mag sich allzu sehr auf Beruhigungsmittel verlassen und dadurch abhängig werden. Barbiturate werden von einigen Heroinbenutzern gebraucht, und zwar entweder als Ersatz dafür oder als Ergänzung. Leute, die unter übermäßigem Streß leben, oder solche, die auch den normalen Streß nicht aushalten, sind besonders anfällig. Vor einigen Jahren noch war der Mißbrauch an Beruhigungsmitteln weitgehend auf Erwachsene beschränkt. Jetzt werden sie immer häufiger von Jugendlichen, ja sogar von Kindern genommen. Auch wer durch den Gebrauch von Amphetaminen übernervös geworden ist, wird unter Umständen zu Barbituraten greifen, um die Spannungsgefühle abzubauen.

Was ist der medizinische Verwendungszweck der Beruhigungsmittel?

Über die einschläfernde und beruhigende Wirkung hinaus werden Barbiturate auch zur Behandlung psychosomatischer Krankheiten, wie hohem Blutdruck und Magengeschwüren verwandt. Ein bestimmtes Barbiturat, nämlich Phenobarbital, wird als krampflösendes Mittel benutzt.

Was passiert bei Barbituratmißbrauch, wenn das Mittel plötzlich abgesetzt wird?

Bei starker Barbituratabhängigkeit kann ein plötzliches Absetzen des Rauschmittels gefährlich werden. Die ausgesprochen heftigen Entzugserscheinungen erinnern an Delirium tremens. Der Patient schwitzt, ist furchtsam, schlaflos und zittrig. Er ist ruhelos, aufgewühlt, und es können sich auch Krämpfe einstellen. Hinzu kommen können Wahnvorstellungen und wirre Gedanken. Die eingenommene Menge muß langsam verringert werden. Der Patient bedarf beträchtlicher medizinischer und pflegerischer Aufmerksamkeit. Plötzlicher Barbituratentzug ist ein absoluter medizinischer Notfall, der Krankenhausaufenthalt und intensive Hilfe erforderlich macht.

Sind Beruhigungsmittel in größeren Mengen genommen gefährlich?

Ja. Die häufigste Art des Selbstmordes unter Rauschmitteleinfluß ist der durch Schlaftabletten. Es kommt auch immer wieder vor, daß der Tod eintritt, weil versehentlich eine größere Zahl davon genommen wurde als beabsichtigt war. Diese Fälle spielen sich meist so ab, daß jemand eine oder zwei Tabletten beim Zubettgehen einnimmt, einschläft und dann aufwacht. Da er sich nicht daran erinnern kann, daß er sein Schlafmittel schon genommen hat, nimmt er noch mehr. Wenn sich das einige Male während der Nacht wiederholt, kann eine giftige Überdosierung erreicht werden.

Schläft man ein, wenn man fortwährend größere Mengen von Beruhigungsmitteln nimmt?

Üblicherweise verfallen die User in eine Art Koma. Wenn sie größeren Mengen gegenüber tolerant sind, bleiben sie zwar wach, zeigen aber Vergiftungserscheinungen. Sprache und Bewegungen sind oft nicht mehr koordiniert. Schwierige Aufgaben werden nachlässig und ohne Genauigkeit erfüllt. Urteilskraft und Wahrnehmungsvermögen sind beeinträchtigt. Bei chronischen Benutzern bemerkt man oft Verwirrung, undeutliche Sprache, Reizbarkeit und eine fahrige Gangart.

Wie kann man eine starke Abhängigkeit von Beruhigungsmitteln überwinden?

Das geht nicht ohne die Hilfe eines Arztes. Manchmal ist auch ein Krankenhausaufenthalt nötig. Es empfiehlt sich ein allmählicher Entzug.

Stimmt es, daß manche Leute gleichzeitig Beruhigungsmittel und Aufputschmittel gebrauchen?

Ja. Obwohl diese beiden Arten von Rauschmitteln gegenläufige Folgen haben, werden einzelne gelegentlich gerade von ihrer Kombination abhängig. Einen Neutralisationseffekt, den man an sich erwarten könnte, gibt es dabei nämlich nicht. Vielmehr stellt sich ein angenehmes Gefühl ein und es kommt vor, daß große Mengen solcher Kombinationen gewohnheitsmäßig geschluckt werden.

Trifft es zu,
daß die Verbindung von Schlaftabletten und Alkohol gefährlich ist?

Ja. Zusammen eingenommen, können sie tödlich wirken, obwohl die einzelne Dosierung an Alkohol und Schlaftabletten, je für sich betrachtet, den Tod nicht hätte verursachen können. Es kann vorkommen, daß ein Betrunkener nur wenige Barbituratskapseln einnimmt und es nicht überlebt. Auch die Verbindung mit Narkotika, Anästhetika und anderen Beruhigungsmitteln kann tödliche Wirkungen haben.

VI. Fragen über Narkotika

Was ist ein Narkotikum?

Ein Narkotikum ist ein Rauschmittel, das Schmerzen lindert und einschläfernd wirkt. Zu den Narkotika oder Opiaten zählen in erster Linie Opium und seine aktiven Bestandteile wie etwa Morphium. Hierher gehört auch Heroin, ein chemisch verändertes und damit in seiner Wirkung sechsfach verstärktes Morphium. Schließlich zählen dazu eine Reihe synthetischer Chemikalien mit morphinähnlichen Reaktionen.

Welche Narkotika werden in größerem Umfang mißbraucht?

In den Vereinigten Staaten macht Heroin 90 % des Rauschmittelkonsums aus. In der Medizin wird es nicht verwandt, und der gesamte Heroinvorrat in den Vereinigten Staaten wird illegal in das Land eingeführt. Morphium, Methadon und Meperidin werden auch in der Medizin angewandt und sind relativ selten auf dem Schwarzen Markt zu sehen. Codeinhaltiger Hustensaft wird ebenfalls mißbraucht.

In der Bundesrepublik Deutschland besteht ein Heroin-Problem diesen Ausmaßes (noch) nicht. Der Heroingebrauch ist im Vergleich zum Gebrauch anderer Rauschmittel hier gering, steigt aber in letzter Zeit an.

Nimmt die Opiatsucht zu?

Für die Vereinigten Staaten wird die Zahl der Opiatsüchtigen vom ‚Bureau of Narcotics and Dangerous Drugs' für den Stichtag 31. Dezember 1968 mit 61 011 angegeben. Das bedeutet einen Anstieg von 2000 (= 3 %) während des vorangegangenen Jahres. In diesen Zahlen sind nur die Süchtigen enthalten, die dem Bureau gemeldet wurden. Da es sich aber um ein weitgehend freiwilliges Meldesystem handelt, ist die Zahl natürlich nicht erschöpfend. Allein für den Staat New York wird von der dortigen staatlichen Kommission die Zahl der Süchtigen mit 60 000 angegeben. Der Heroinmißbrauch hat seit dem 2. Weltkrieg ständig zugenommen. Die Zahl der Opiatsüchtigen in den Vereinigten Staaten dürfte — realistisch geschätzt — zwischen 100 000 und 200 000 liegen.

In der BRD ist der Anteil der Heroin-Benutzer in der Drogenszene geringer als in den USA. Zwar liegen genaue Daten nicht vor, es wird jedoch geschätzt, daß von den gewohnheitsmäßigen Rauschmittelbenutzern etwa 15—20 % auch Heroin nehmen.

Warum werden Opiate genommen?

Bei physischem oder psychischem Schmerz wird mancher zur Linderung auf Heroin zurückgreifen, insbesondere, wenn seine Fähigkeit, Schmerzen auszuhalten, relativ gering ist. Viele kommen zu dem Rauschmittel über „Freunde". Manche Jugendliche imitieren das Verhalten Erwachsener, die rauschmittelabhängig sind. Gewissen Süchtigen vermittelt es Genugtuung, andere zu „bekehren". Viele glauben: „Mir kann es nicht passieren". Sie meinen, Heroin gelegentlich — etwa am Wochenende — gebrauchen zu können, ohne dabei süchtig zu werden. Eine ganze Reihe davon wird es dann aber doch. Abgesehen von einer kleinen Zahl von Ärzten und Krankenschwestern, für die dieses Rauschmittel schon immer ohne weiteres greifbar gewesen ist, waren zunächst männliche Jugendliche aus Minderheitengruppen, die in Innenstädten leben, am stärksten gefährdet. Inzwischen kann man jedenfalls in der BRD von einem gruppenspezifischen Heroingebrauch nicht mehr reden.

Wie sieht ein Heroinsüchtiger aus?

Er kann völlig normal aussehen. Einige der akuten Symptome bei Heroingebrauch sind schnüffelnder Atemzug, Erröten, Schläfrigkeit und Verstopfungserscheinungen. Stark verengte Pupillen sind typisch für den Gebrauch von Opiaten. Manche Süchtige sehen insgesamt ungesund aus, weil sie ihr Äußeres vernachlässigen und kaum essen. Heroinsüchtige erscheinen in Krankenhäusern mit Blutvergiftungen, Gelbsucht, Überdosierungserscheinungen und — wenn auch seltener — Tetanus und Kinnbackenkrampf. Bei einer Untersuchung sind ohne weiteres Abszesse, Nadeleinstiche und Verfärbungen längs der Arm- und Beinvenen erkennbar. Durch eine Urinuntersuchung läßt sich Heroineinnahme ebenso nachweisen wie Barbiturat- und Amphetaminmißbrauch.

Kann man unter dem Einfluß von Opiaten noch tätig sein?

Wenn man gegenüber dem Opiat tolerant ist, kann man gewöhnlich noch in zufriedenstellendem Ausmaß tätig sein. Das setzt allerdings voraus, daß einerseits die Dosierung konstant gehalten wird und andererseits die Reaktionen des Körpers auf das Rauschmittel nur geringfügig sind. In diesem Fall wird durch das Opiat lediglich ein angenehmer Zustand herbeigeführt. Daß man auch bei ständiger, gleichmäßiger Zufuhr von Opiaten leistungsfähig, wach und aufmerksam bleiben kann, hat die sog. ‚Methadone-Maintenance'-Behandlung gezeigt. Bei einem Gelegenheitsbenutzer kann das Opiat einschläfernde Wirkung haben.

Wie wirkt ein Schuß Heroin?

Im allgemeinen wird sich ein Gefühl der Entspannung und des „high"-Seins einstellen. Es ist begleitet von einem „Entrücktsein" oder einem angenehmen, traumhaften Zustand. Im gleichen Maße, in dem sich die Toleranz entwickelt, geht das „high" gewöhnlich verloren. Der Süchtige bedarf dann des Heroins, um die Entziehungssymptome zu vermeiden. Mit anderen Worten: In diesem Stadium gebraucht er Heroin, um sich normal zu fühlen.

Welches sind die physischen Gefahren der Sucht?

Die physischen Komplikationen sind vielfältig und manche davon lebensgefährlich. Tod durch Überdosierung kann eintreten, wenn jemand entweder nie eine Toleranz entwickelt hat oder sie verloren hat, weil er zuvor sehr stark gestrecktes Heroin verwandt hat. Wenn er dann zufällig reines Heroin erhält, kann er unter Umständen Augenblicke nach der Injektion sterben. Infektionen, die von nicht sterilen Lösungen, Spritzen und Nadeln herrühren, können viele bakterielle Erkrankungen hervorrufen. Virushepatitis kann sich unter Süchtigen epidemisch verbreiten. Hautabszesse, Venenentzündungen und Blutandrang in den Lungen sind weitere Komplikationen. Die Lebenserwartung des Süchtigen liegt viel niedriger als die des Nichtsüchtigen. Süchtige beiderlei Geschlechts sind weniger fruchtbar, und Kinder, die von süchtigen Müttern geboren werden, können an Entzugssymptomen leiden, was eine sofortige Behandlung nach der Geburt erfordert, wenn man dauernde Schäden oder gar den Tod des Kindes verhindern will.

Wie sehen die Entzugserscheinungen aus?

Das Absetzen des Rauschmittels bei vorhandener Sucht führt ca. 12 bis 16 Stunden nach der letzten Injektion zu krankhaften Entzugserscheinungen. Der Süchtige gähnt, hat Schüttelfrost, schwitzt, seine Nase läuft, seine Augen tränen und er übergibt sich. Muskelschmerzen und Krämpfe — man nennt das daher auch „kicking the habit" — treten auf, zusammen mit Schmerzen im Darm und Durchfall. Frösteln und Rückenschmerzen sind häufige Begleiterscheinungen. Es kann zu Halluzinationen und Wahnvorstellungen, die gewöhnlich furchterregend sind, kommen. Die Injektion eines Opiates bringt sofortige Besserung.

Welcher Art sind die psychiatrischen Komplikationen der Opiatsucht?

Das Leben eines Opiatsüchtigen ist kläglich. Im wachen Zustand stehen die Beschaffung von Geld, um Heroin zu kaufen („hustling"), das Verbindungaufnehmen mit dem Händler („copping") und das Bemühen, den Entzug zu vermeiden, im Mittelpunkt. Die Aktivitäten, die ein Süchtiger entwickeln wird, um Heroin zu beschaffen, sind für ihn und seine nähere Umgebung schädlich. Er wird dabei selbst diejenigen bestehlen, die ihm nahestehen, seinen besten Freund „übers Ohr hauen" oder gar seine Frau verkuppeln. Es liegt auf der Hand, daß der Verlauf der Heroinsucht so zu Persönlichkeitsverfall und ernsthaften Störungen im seelischen Reifeprozeß führen kann.

Gibt es so etwas wie eine süchtige Persönlichkeit?

Es hat sich gezeigt, daß jeder süchtig werden kann, wenn er Opiate regelmäßig für einige Wochen nimmt. Selbst Tiere können süchtig werden. Bestimmte Arten von Menschen bringen aber eine stärkere Disposition dazu mit als andere in vergleichbaren Lebenslagen. Diese Menschen haben eine niedrige Frustrationstoleranz und entsprechend große Abhängigkeitsbedürfnisse. Impulsive, unreife Menschen sind besonders gefährdet. Viele von ihnen sind augenblicksorientiert und suchen das sofortige „high" ohne Rücksicht auf die Auswirkungen in der Zukunft. Manche haben eine Persönlichkeitsstörung dahingehend, daß ein abweichendes Verhalten bei ihnen keine Schuldgefühle verursacht. Sollte eine einigermaßen reife und ausgeglichene Person süchtig werden, so sind die Chancen ihrer Rehabilitation viel größer als bei einem unreifen, unausgeglichenen Süchtigen.

Welche Formen der Behandlungen stehen bei Heroinsucht zur Verfügung?

Der Satz: „Einmal süchtig, immer süchtig" trifft in dieser Allgemeinheit nicht zu. Für den Heroinsüchtigen kommen viele Formen der Behandlung in Betracht. Bei einigen haben sich Selbsthilfeorganisationen ehemals Süchtiger als nützlich erwiesen. Bei anderen wirkt sich die „Methadone Maintenance" günstig aus. Sie besteht darin, daß das Rauschmittel unter strenger Überwachung durch Methadon, gleichfalls ein Opiat, ersetzt wird. Nimmt ein Patient, der unter dem Einfluß von Methadon steht, Heroin, so wird er keine Wirkung feststellen können, da er abgesättigt ist. Eine andere Richtung verwendet Cyclazocine, eine Art Antiopiat, das nicht zu der Gruppe der Opiate zählt. Wenn jemand unter dem Einfluß von Cyclazocine Heroin einnimmt, spürt er gleichfalls keine Wirkung. Das Absetzen von Heroin ist an sich nicht allzu schwierig. Allerdings sind die Therapien mit Methadon und Cyclazocine in jüngster Zeit stark umstritten, da diese Mittel ihrerseits zu einer Sucht führen können. Schwieriger ist indessen eine dauerhafte Entwöhnung. Dazu bedarf es in aller Regel der individuellen Beratung, sowie beruflicher und anderer Rehabilitationsbemühungen. Ansätze hierzu sind auch bei uns vorhanden. Insbesondere auf Gemeindeebene sind viele Zentren für die Rehabilitation Süchtiger im Entstehen begriffen. Dort versucht man dem Süchtigen jene sozialtherapeutischen Hilfen zu vermitteln, derer er bedarf.

Besteht ein Zusammenhang zwischen Heroin und Verbrechen?

Unter dem Einfluß von Opiaten neigt man eher zu Passivität als zu Aggressivität. Süchtige, die über ausreichende Mittel verfügen, um sich Heroin kaufen zu können, werden kaum kriminelle Handlungen vornehmen. Da indessen große Summen benötigt werden, besteht gewöhnlich ein unmittelbarer Zusammenhang zwischen dem Gebrauch von Heroin und krimineller Aktivität. Diese Beschaffungskriminalität besteht üblicherweise in Warenhausdiebstählen, Zuhälterei, Prostitution, Rauschmittelhandel und

Autodiebstählen. Wenn der Süchtige sich wegen der Entziehungssymptome besonders verzweifelt fühlt, kann es auch vorkommen, daß er Gewaltverbrechen begeht, um sich das Rauschmittel zu beschaffen.

Welches Ausmaß kommt dem organisierten Verbrechertum im Zusammenhang mit dem Rauschmittelhandel zu?

In den Vereinigten Staaten liegt der Rauschmittelhandel vorwiegend in Händen gut organisierter Verbrechergruppen mit Sitz in den Hauptballungszentren des Landes. Von der personellen Zusammensetzung, den finanziellen Möglichkeiten und den internationalen Verbindungen her bringen diese Organisationen die Voraussetzung mit, um größere Mengen Heroin zu beschaffen und erfolgreich über Frankreich und von anderen Ländern aus einschmuggeln zu können. Nicht dieses Gewicht kommt demgegenüber den Bemühungen zahlreicher einzelner und unabhängiger Gruppen zu, illegal hergestelltes mexikanisches Heroin in kleinen Mengen über die mexikanische Grenze zu schmuggeln.

In Europa haben sich inzwischen auch derartige Organisationen des Rauschmittelhandels angenommen. Seit einiger Zeit sind auch illegale Waffenhändler hierin verstrickt, die von Nordafrikanern Rauschmittel — insbesondere Haschisch — gegen Waffen tauschen.

Wie ist die Qualität des auf der Straße verkauften Heroins?

Heroin wird regelmäßig mit Milchzucker, Chinin oder anderen Substanzen vermischt. In den Vereinigten Staaten werden Kapseln oder Zellophanbeutel, deren mit 0,1 Gramm angegebener Heroin-Gehalt tatsächlich meist geringer ist und häufig nur 10 % oder gar 0 % davon beträgt, für 2 bis 10 Dollar verkauft. Das Material ist nicht steril. Zum Teil ist es so verschnitten, daß man bei den Betreffenden eher von einer Spritzensucht als von einer Heroinsucht sprechen kann. Bei dieser Form der Sucht erlangt der Benutzer Befriedigung aus dem bloßen Ankauf von „Stoff" und dem Sicheinspritzen desselben, obschon er für gewöhnlich kaum oder gar kein Heroin enthalten wird.

Was ist von dem britischen System zur Behandlung der Heroinsucht zu halten?

Bis vor kurzem war es Heroinsüchtigen in England möglich, das Rauschmittel auf Rezept zu erhalten, nachdem sie sich bei einem Arzt hatten registrieren lassen. Während der letzten 10 Jahre ist indessen die Zahl der bekannten Heroinsüchtigen von wenigen Hundert auf einige Tausend angestiegen. Die Zahl der Heroinsüchtigen unter 20 Jahren ist dabei von einem einzigen im Jahre 1960 bis auf 1016 im Jahre 1969 angewachsen, wobei diese Zahlen als untertrieben angesehen werden müssen, da viele Süchtige den Behörden nicht bekannt werden. Im Hinblick auf diesen Anstieg wurde das System im Jahre 1968 geändert. Englische Ärzte können kein Heroin mehr verschreiben. Statt dessen sind Rehabilitationszentren für die Behandlung Rauschmittelsüchtiger errichtet worden. In den Fällen, in denen der Süchtige nicht ganz ohne Rauschmittel auskommen kann, kann ihm etwas Heroin oder Methadon verschrieben werden. Das „britische System" hat sich insoweit als Fehlschlag erwiesen und mußte daher modifiziert werden, um dem ansteigenden Problem der Rauschmittelsucht zu begegnen. Freilich vermochte es weitgehend zu verhindern, daß sich das organisierte Verbrechertum mit dem Heroinhandel befaßte. Der illegale Handel erschöpft sich im Augenblick darin, daß Süchtige aus ihren Vorräten an andere verkaufen.

VII. Fragen über andere Suchtmittel

Welche anderen Mittel werden als Suchtmittel verwandt

Klebstoff, Benzin, Farbverdünner und andere ätherische Lösungen finden als Suchtmittel Verwendung.

Wie wirken diese Mittel?

Diese Stoffe, die erkennbarerweise nie dazu dienen sollten, von Menschen eingenommen zu werden, enthalten eine Vielzahl von Chemikalien, von denen einige ziemlich gefährlich sind. Andere wirken nur dann toxisch, wenn sie über einen längeren Zeitabschnitt hinaus genommen werden. Sie schaffen zunächst eine Art nebulösen Geisteszustand, der sich bis zur Koma weiterentwickeln kann. Es ist schon von Fällen zeitweiliger Erblindung berichtet worden. Es soll auch schon zu Todesfällen gekommen sein, und zwar in den Fällen, in denen das Lösungsmittel ohne ausreichende Sauerstoffzufuhr inhaliert worden ist, also z. B. wenn der Betreffende das Bewußtsein verloren hat und mit Mund und Nase in den Plastikbeutel, der das Lösungsmittel enthielt, gefallen ist. In Obduktionsberichten wird über Schäden am Knochenmark, den Nieren und den Lungen berichtet.

Wie ist es mit den rezeptfreien Medikamenten, die einfach über die Theke verkauft werden?

Bestimmte Medikamente, die über die Theke verkauft werden, werden im Übermaß genommen und dazu benutzt, „high" zu werden. Manche Hustensäfte und Mixturen, die entweder anregen oder einschläfern sollen, werden ohne Rezept verkauft und können abhängig machen. In diesem Zusammenhang finden auch gewisse mit Kampfer versetzte Opiumtinkturen, an sich schmerzstillende Linderungsmittel, die in einzelnen Staaten der Vereinigten Staaten nicht rezeptpflichtig sind, Verwendung. Diese Medikamente sowie sonstige von der Werbung angepriesene Produkte können aber auch noch auf andere Weise zur Entstehung eines Rauschmittelproblems beitragen. Wenn Kinder und Jugendliche immer wieder hören, daß es in Ordnung gehe, bei geringfügigen emotionellen Schwierigkeiten solche Medikamente zu nehmen, werden sie sich auch ohne weiteres an den dahinterstehenden Grundgedanken gewöhnen. Es ist indessen nicht wünschenswert, der Meinung das Wort zu reden, daß durch die Einnahme einer Chemikalie die Alltagsprobleme gelöst werden.

Kann Muskatnuß mißbraucht werden?

Wenn Muskatnuß oder Muskatnußblüte in größeren Mengen genommen werden, kann dadurch ein Zustand der Trunkenheit und Verwirrung entstehen. Dazu benötigt man freilich eine erhebliche Menge, wodurch hinwiederum die Nieren gereizt werden können.

Was weiß man über Belladonna- und „Jimson Weed"-Mißbrauch?

Eine große Zahl wildwachsender Pflanzen kann Delirium oder Tod verursachen, je nach der Menge, die eingenommen wird. Dazu gehören Stechapfel und Fliegenpilz. Sie sind schon immer als berauschende Mittel verwandt worden und gehörten früher zu den Bestandteilen im Gebräu der Hexen. Die Vorstellung, daß Hexen auf Besenstielen flögen, resultiert aus den Halluzinationen derer, die unter dem Einfluß dieser Pflanzen standen. Charakteristische Begleiterscheinungen bei der Einnahme sind Trockenheit an Mund und Haut, hohes Fieber und stark erweiterte Pupillen.

Herausgeber und Autoren des Bandes:

Professor Dr. jur. *Heinz Müller-Dietz*, Prof. a. L. für Strafrecht, Strafprozeßrecht, Strafvollzug und Kriminologie an der Universität des Saarlandes.

Dipl.-Psychologe *Günther Schmitt*, Anstaltspsychologe an der Justizvollzugsanstalt Frankenthal, Sozialtherapeutische Abteilung Ludwigshafen.

Professor Dr. med. *Hans-Jürgen Horn*, Prof. a. L. für Psychiatrie und Neurologie am Institut für Gerichtliche Psychologie und Psychiatrie der Universität des Saarlandes.

Dr. jur. *Heike Hans Jung*, Assistenzprofessor für Strafrecht, Strafprozeßrecht und Kriminologie an der Universität des Saarlandes.

Dr. jur. *Hans Heiner Kühne*, Assistenzprofessor für Strafrecht, Strafprozeßrecht und Kriminologie an der Universität des Saarlandes.

Kolibri 360 GmbH
Ferdinand-Jühlke-Straße 7
99095 Erfurt, Deutschland
produktsicherheit@kolibri360.de